Irresistible y sana

INGRID MACHER

Irresistible y sana

Mis mejores remedios, jugos verdes y planes para revitalizarte y no engordar jamás

#NoMasExcusas

Grijalbo

Primera edición: abril de 2018

Fotografía de portada: Misha Maximowitsch

ISBN: 978-1-947783-07-2

Printed in USA

Penguin
Random House
Grupo Editorial

Dedicatoria

A Dios, que es mi todo, a quien cada día honro y doy las gracias por hacerme fuerte, valiente y luchadora.

A mi esposo Jeff, mi compañero de vida, mi socio en los negocios y padre de mis dos hijas. El hombre de mi vida, que con su sonrisa hace que cada día sea una mujer íntegra en todo el sentido de la palabra.

A mis dos hijas, Paula y Mia, mis tesoros más preciados, que me impulsan y son el motor que me lleva a ser mejor cada día.

A mis dos amigas hermosas, Clara Pablo y María Marín, mis compañeras de guerra, que con sus testimonios y experiencias de vida son mi aliento e inspiración para darle la pelea al cáncer. A todas esas mujeres que están conmigo en esta batalla, quiero que sepan que no están solas.

Y especialmente a ti, por ser mi seguidora más fiel y parte de mi familia en *Adelgaza20*. Tu bienestar es la misión más grande e importante que Dios me ha encomendado.

Este libro está totalmente dedicado a ti.

Índice

PRIMERA PARTE
Malestares que le ponen freno a tu pérdida de peso

SEGUNDA PARTE

Aliados para perder peso ¡y disfrutar el proceso!

TERCERA PARTE

Planes alimenticios exprés para desintoxicarte, perder peso y renovarte en pocos días

Introducción

Dios escribe sobre líneas torcidas y de manera misteriosa, pero siempre a nuestro favor. Pues, mi amiga hermosa, te aseguro que este libro y yo misma somos prueba de eso.

Estas páginas comenzaban de manera muy distinta. En esta introducción solo tenía palabras para motivarte y decirte que puedes cambiar tu vida a través de lo natural. Pero un acontecimiento inesperado, ocurrido el pasado octubre, cambió el curso de las cosas y de mi vida por completo.

Fui diagnosticada con cáncer de seno.

Algo que jamás imaginé, que jamás pasó por mi mente, ni siquiera como un mal sueño. Especialmente desde que cambié mi estilo de vida por completo, siempre enfocada en lo saludable. Por eso decidí cambiar esta introducción.

Siempre he sido un libro abierto para ti, compartiéndote mis experiencias y todo lo que he aprendido para lograr tu mayor bienestar. Por eso, quiero compartir contigo lo que me ha pasado; es posible que te motive a tomar medidas, como me sucedió a mí, y que esta información llegue en el momento preciso para salvar tu vida.

A finales de octubre de 2017, como siempre, tenía mi agenda repleta de actividades y compromisos. Por esos días me preparaba para viajar a Colombia y luego a Puerto Rico, donde me presentaría en una feria de *fitness*. Sin embargo, el huracán María llegó y arrasó con la Isla del Encanto, gran parte del Caribe y otros lugares. Por supuesto, todos los planes debieron ser cancelados, dejándome espacio para algunas invitaciones que no estaban programadas.

Precisamente, a los pocos días, mi gran amiga, la motivadora y *coach* de vida María Marín, aprovechando que ese mes se recuerda y promueve la detección temprana del cáncer de seno, me invitó a participar en su programa en Facebook Live para alertar a las mujeres sobre el tema. Además, estaría invitada Clara Pablo, una joven ejecutiva de Univision, muy exitosa, activa y saludable, quien a sus 36 años acababa de ser diagnosticada con esta enfermedad y compartiría su testimonio. Mi papel ese día sería aportar mi conocimiento sobre jugos desintoxicantes y aquellos alimentos que ayudan a combatir las células cancerígenas, los radicales libres y elevan el sistema inmunológico. La idea me pareció fabulosa, pues era otra manera de apoyarte a ti y a tantas mujeres más, compartiendo mi experiencia.

Como Dios no actúa al azar, precisamente ese mes la Clínica Mayo me había contratado para una campaña pública en la comunidad hispana para enseñar a las mujeres cómo utilizar la página de la clínica para informarse sobre el cáncer de seno y realizarse el autoexamen. Pero hasta ese momento, por mi mente ni remotamente pasaba la idea de que el cáncer pudiera afectar mi vida. Soy una mujer saludable, dedicada a llevar mi mensaje de bienestar a través de la buena alimentación, la actitud adecuada y una vida físicamente activa. ¡Era casi imposible!

Durante el programa, Clara Pablo contó que se enteró de que tenía cáncer cuando palpándose los senos encontró una pelotita. Todas las mujeres en el *set* nos sentimos impactadas por lo común que se ha vuelto este mal, que ataca sin importar la edad, el cuidado que tengamos o la actividad que realicemos; incluso María Marín acababa de superar un cáncer de seno. Recuerdo que todas, de alguna manera, comenzamos a palparnos discretamente.

Por la noche, en mi casa, resonaba en mi cabeza toda la historia de Clara y lo fácil que la vida cambia de un momento a otro. Estaba impresionada y de inmediato comencé a examinar mis senos con más calma. A los pocos minutos sentí una bolita en el seno derecho y me preocupé.

Cuando escuchamos la palabra cáncer es inevitable no pensar en otra: muerte. Me alarmé muchísimo y de inmediato le pedí a mi esposo que me revisara para verificar si, efectivamente, había algo extraño o era producto de los nervios por todo lo que había escuchado. Pero él también la sintió.

¿Cómo era posible? Apenas tres meses antes me había realizado una mamografía y no había aparecido absolutamente nada. Sin embargo, pensé que debía acudir con mi médico de inmediato. Como suele pasar en todas partes, cuando tenemos una urgencia, debemos lidiar con la burocracia de los sistemas de salud, lo cual dificulta más las cosas y aumenta el estrés y la ansiedad. Y no fui la excepción. Llamé a mi ginecóloga pero la primera cita disponible era en tres semanas, y yo necesitaba saber con certeza y lo antes posible qué era esa bolita. Así es que acudí al doctor Jabal Uffelman, un muy buen amigo y profesional, que me estaba realizando terapias de hormonas; inmediatamente, me prescribió una nueva mamografía y un sonograma.

El mes siguiente, noviembre, sería muy complicado para mí, pues tenía un sinnúmero de compromisos, incluyendo viajes a Colombia, Houston y una misión solidaria a Nicaragua. Era muy importante que me hiciera los exámenes necesarios antes de viajar para poder estar tranquila.

Los resultados indicaron que no había indicios de cáncer, que habían encontrado algo que no era de preocupación y, de acuerdo con el reporte, podía regresar a una evaluación general en un año. Sin embargo, el doctor Uffelman me comentó que el mismo reporte también decía que tenía la opción de realizarme una biopsia, así que me recomendó que lo hiciera. Naturalmente, la sola mención de la palabra biopsia produce terror. Pero decidí hacerla porque quería estar segura de que estaba bien. En medio de todo ese proceso, seguía cumpliendo mis compromisos en conferencias, realizando mis videos para mi canal de YouTube, pero con un nudo en el estómago por la incertidumbre y todo lo que implican estos procedimientos. Fueron semanas de mucha angustia, sin saber lo que me estaba sucediendo y con decenas de compromisos a los que no podía faltar. Lo único que lograba darme la paz que necesitaba era contar con Dios en mi corazón y la certeza de que, sin importar el resultado, Él me sostendría.

Cambio de planes

Luego de hacerme la biopsia, mi itinerario seguía con una conferencia de *fitness* en Colombia y luego un maravilloso viaje misionero a Nicaragua, al que me acompañaba mi hija más pequeña, Mia. Nuestro plan era entregar el dinero que habíamos recaudado para un proyecto de construcción de viviendas en ese país. También iríamos a darle de comer a 250 familias y a visitar un orfanato para entregar ropa, artículos de aseo y regalos de Navidad. De hecho, Mia había reunido con sus amiguitos de la escuela 72 libras de caramelos, y aunque soy "antidulces", queríamos regalarles también un momento de alegría a esos pequeños.

La intención era hermosa, pero el plan de Dios era otro.

Apenas llegamos al aeropuerto de Managua, las autoridades nos impidieron la entrada porque no estábamos vacunadas contra ciertas enfermedades como la fiebre amarilla (aunque nadie nos había advertido sobre eso), sobre todo porque llegábamos procedentes de

Colombia, uno de los países con mayor número de casos. A partir de ese momento comenzó una de las experiencias más fuertes que hemos vivido mi hija y yo. No solo nos impidieron la entrada, sino que nos detuvieron y fuimos tratadas como verdaderas criminales. Durante todas esas horas de malos tratos, no podía dejar de pensar qué era lo peor que me podía pasar. Pero la vida me tenía preparada una sorpresa mayor. No imaginaba que detrás de todo ese tropiezo Dios me tenía preparado algo más grande; necesitaba que volviera a Miami lo antes posible.

Cuando estábamos en el avión de regreso a casa, trataba de entender por qué nos estaba pasando todo eso, si nuestro único propósito era ayudar a familias necesitadas. No pasó mucho tiempo para que se aclarara la razón de todo, pues apenas aterrizamos en suelo estadounidense, entró a mi teléfono un mensaje de texto de mi médico, diciéndome que debía verlo en su oficina lo antes posible. La noticia me derrumbó. Definitivamente, algo no andaba bien. De inmediato, mi esposo y yo fuimos a verlo.

Mi amiga hermosa, ¡no tienes idea de lo largos que se hicieron esos minutos camino al médico! Mi cabeza daba mil vueltas pensando en los peores escenarios. Soy una persona muy positiva, pero presentía la noticia y no podía evitar que el miedo me dominara por instantes.

"Ingrid, han encontrado evidencia de cáncer. Está en primera fase, comenzando. La buena noticia es que aparentemente está encapsulado. No te preocupes, te vas a operar, te darán quimioterapia, radiación y estarás bien", me dijo mi doctor mientras yo sentía que las piernas me fallaban y que la tierra entera se ponía de cabeza.

¿Cómo? ¿Cáncer de seno? ¿Yo? ¿Por qué? Si soy una mujer joven y súper saludable. No soy perfecta... Mi vida tampoco lo es. Pero me cuido, me alimento saludablemente, hago ejercicios, no tengo excesos. A diario veo a mujeres adultas y a otras muy jovencitas bebiendo toneladas de gaseosas, café y comiendo empanadas, hamburguesas, grasas, harinas, frituras; fumando un cigarro tras otro, ¡y aparentemente están bien! Por eso, te confieso que la primera pregunta que le hice a Dios con profunda tristeza fue: ¿por qué yo estoy enferma? ¿Por qué a mí?

Luego, tuve que acudir a un oncólogo, quien me describió paso por paso los peores sucesos que podían ocurrir. Es muy importante saber que muchas veces las mamografías y sonogramas no muestran la magnitud del problema, o incluso que puede haber cáncer bajo las axilas o en el otro seno. De igual modo, si los exámenes se realizan durante el periodo menstrual, lo más probable es que los tumores no aparezcan en las pruebas.

¿Cómo le dices a tus hijas de 22 y de 10 años o a tu mamá que tienes cáncer? ¿O decirle a tu esposo que probablemente te extirpen un seno, que se te caerá el cabello, que vas a pasar por muchos cambios que jamás imaginaste?

Te confieso que desde entonces y durante todo este tiempo ha sido muy difícil. Una vorágine de emociones, de noticias, de información y de medidas a tomar. Y seguramente lo será por un largo periodo. Más que lo que pueda pasar con mi carrera o con el dinero, lo terrible es pensar en la posibilidad de morir. Lo escuchamos a diario pero no le tomamos el peso hasta que nos toca.

Pero no todo es tan malo. La MRI mostró que el cáncer no se había extendido a otras zonas. He tenido que tomar importantes decisiones sobre los tratamientos que haré. Para empezar, realicé un ayuno espiritual y fisiológico por veinte días, durante los cuales Dios me aclaró las ideas y me aseguró que la sanación vendrá y será para su honra. Luego, decidí optar por la medicina alternativa y no operarme para extirpar parte de mi seno, ni totalmente. También he tenido que cambiar temporalmente mi dieta a una vegana, mientras le gano la batalla al cáncer. No ha sido fácil pero la verdad es que me siento mejor que nunca. Sin embargo, sé que hay un largo camino por delante.

Que la comida sea tu medicina

Quise tomar este espacio para compartir lo que estoy viviendo contigo porque, aunque tengo días de debilidad, en que caigo presa del temor, al final me sostiene la certeza de saber que soy una guerrera. Dios me ha demostrado muchas veces de qué estoy hecha, como cuando me quitó la vida en un ataque de asma y luego me la devolvió. O cuando caí en la quiebra económica junto a mi esposo y Él nos restableció. O cada vez que ha reparado lo que queda de mí tras experimentar el acoso escolar, la maldad, el abuso sexual... Todos esos momentos en que sentía que mi vida no era nada, Él me levantó y me ayudó a ser la mujer que soy hoy en día. He tenido que recordar cada una de esas experiencias, una y otra vez, para estar segura de que en mi vida hay algo más. Sé que Dios tiene un propósito para mí.

A veces pensamos que somos las personas más saludables de este mundo, pensamos que nada nos puede tocar, pero Dios nos pone pruebas a cada una de nosotras. Sin duda, esta es una de las más grandes que me ha puesto. Pero el cáncer es también la excusa que Él puso para que siguiera encontrando mi propósito, que es decirte que hay muchas maneras naturales de fomentar la salud y con las cuales puedes ayudar al cuerpo a deshacerse de todas las toxinas que ha ido acumulando a través de los años, sin tener que recurrir a los medicamentos y a los caminos fáciles que nos hacen pensar que nos vamos a curar, pero cuyos efectos secundarios son tan o más terribles que la enfermedad que estamos combatiendo.

Sin imaginármelo, antes de todo esto, Dios me regaló la oportunidad de hacer este libro que trata completamente sobre remedios, consejos y recetas naturales que puedes obtener a través de los alimentos, pues soy una convencida de que el sabio griego y padre de la medicina, Hipócrates, tenía razón cuando decía: "Deja que la comida sea tu medicina". Lo creo firmemente.

Este libro está diseñado especialmente para ayudarte en tus necesidades diarias, facilitándote la información de manera más sencilla para que recurras a él cada vez que lo necesites. Está dividido en diferentes secciones donde encontrarás todo lo que necesitas saber sobre cómo adelgazar, acabar con la retención de líquidos, acelerar el metabolismo, embellecerte y ser una mujer con una salud óptima de manera natural.

Recuerda que, aunque llevo años de experiencia y estudios, no soy médico. Y siempre, antes de iniciar cualquier cambio en tu alimentación o estilo de vida DEBES consultar primero a tu médico de cabecera o especialista, sobre todo si padeces de algún problema de salud.

En este libro no solo encontrarás trucos y remedios, sino además mis mejores planes exprés para perder peso, limpiar el hígado o el colon y atacar los diferentes problemas a los que te enfrentas diariamente debido a la contaminación, el estilo de vida y la mala alimentación. Este libro será tu guía. Aquí encontrarás todo lo que necesitas y que ha sido probado por mí durante muchos años dedicada a promover una vida saludable, plena y feliz. Y que hoy en día estoy usando más que nunca. Quiero que pongas en práctica lo antes posible estas fórmulas naturales maravillosas que te comparto en estas páginas para que empieces a disfrutar de todos sus beneficios.

También encontrarás valiosos regalos y retos para darte un impulso extra en tu camino a convertirte en tu mejor versión, en la "nueva tú". Encontrarás por ejemplo un entrenamiento para acabar con la celulitis, un reto verde con 21 de mis mejores recetas de jugos para despertar el metabolismo y el grupo privado de Facebook "Irresistible y sana", donde hallarás una comunidad de mujeres hermosas como tú con las cuales podrás compartir experiencias, te motivarás y podrás ser parte de esta historia de mejoramiento personal que estamos escribiendo juntas. Lo único que debes hacer es encontrar los enlaces ubicados en distintas secciones del libro, entrar y reclamar tus regalos totalmente gratis.

Si aún no lo haces, te invito a que me sigas a través de mis redes sociales. Además, si todavía no has comprado mi libro *De gordita a mamacita*, te invito a que lo hagas en: www.adelgaza20.com/mamacita

Puedes estar segura de que mientras tú avances en tu proceso, yo también estaré realizando el mío de sanación. Lo haremos juntas.

Más adelante, prometo compartir contigo en detalle todo lo que estoy haciendo y lo que haré para sanarme de la manera menos invasiva y más natural posible, con la ayuda de un experto en medicina alternativa y de alimentos que me ayuden a matar las células cancerosas y eliminarlas de mi cuerpo. En estos meses he aprendido que el cáncer también viene de las emociones, de lo que guardamos en nuestra alma y en nuestro cuerpo, del ambiente y de las comidas. Todo esos aspectos los estoy trabajando. Sé que puedo luchar naturalmente. Sé que mi familia me ama y merece que pelee contra el cáncer por ellos y por mí. He decidido ser valiente y compartirlo más adelante para que otras mujeres como tú, tu madre, tu hija o alguna amiga también actúen previniendo, examinándose y tratándose a tiempo.

Sé que Dios me ha dado esta pequeña excusa para glorificarlo, para salir más fuerte en su nombre. Esto es solo el comienzo.

Acompáñame. Estamos juntas en este camino.

¡A estar mejor que nunca! ¡Empecemos ya!

INGRID

Antes de comenzar, déjame aclarar algunos mitos sobre la pérdida de peso

Todos los días recibo cientos de correos y preguntas en mis redes sociales por el mismo motivo: mitos. Me escriben muchas mujeres confundidas por lo que escuchan, leen en internet o ven en la televisión sobre temas como el polvo de proteína, la duración del ejercicio, el uso de la soya y hasta de las presuntas maravillas de los alimentos *light*.

Cuando comencé mi camino hacia una vida saludable, escuché tantas contradicciones y chismes de gimnasio que muchas veces, sin detenerme a pensarlo siquiera, cambié radicalmente la dieta y los ejercicios que estaba realizando, sin saber cuáles eran los más acertados para mí.

Por eso decidí incluir un capítulo para derrumbar los mitos más conocidos sobre la pérdida de peso y la vida saludable.

1. El polvo de proteína engorda

▶ FALSO

¡Es todo lo contrario! De hecho, la proteína es el macronutriente que más te va a ayudar a bajar de peso. Su efecto saciante ayuda a controlar el hambre y los antojos de comidas hipercalóricas.

Así es que, si estás hambrienta todo el tiempo, es probable que no estés consumiendo la suficiente proteína y necesites un suplemento.

2. Es necesario pasar hambre para bajar de peso

▶ FALSO

El hambre es un arma de doble filo, que te hace buscar alimentos poco saludables y comer grandes cantidades. El truco para adelgazar está en comer de manera saludable, escogiendo bien los alimentos, las cantidades y las horas.

Pero eso no significa que puedes picar todo el día. Cuando sientas hambre o ansiedad al poco tiempo de haber comido, te recomiendo:

- Beber agua.
- Tomar una infusión natural o un puñado de frutos secos, sin sal.
- Entretener tu mente con otras tareas o actividades.

3. La fruta se puede comer sin restricción

▶ FALSO

Si comes más de tres piezas de fruta al día puedes engordar debido a su alto contenido de azúcares simples. Además, te recomiendo comerlas antes de las 4 p.m., pues tu cuerpo no necesita tanta energía para irse a dormir. Asimismo, el azúcar que contienen puede almacenarse como grasa luego de esa hora.

Frutas como el banano (banana o plátano) y el mango son más altos en azúcar, por lo que debes buscar otras opciones si quieres perder peso.

4. Hay que eliminar todos los carbohidratos

▸ FALSO

No todos los carbohidratos son malos. Si no lo sabías, existen varios tipos. Lo importante es elegir bien lo que le damos a nuestro cuerpo y en qué momento:

• **Simples**: son de rápida digestión y absorción en el organismo.

• **Complejos**: se digieren lentamente en el cuerpo.

Estos últimos son muy importantes porque se transforman en energía gracias al almidón y los azúcares que contienen.

Al igual que las frutas, debes eliminar los carbohidratos luego del almuerzo si quieres adelgazar. Te recomiendo agregar a tu plan alimenticio carbohidratos como la quinoa, la avena o la batata.

5. Tomar agua entre las comidas engorda

▸ FALSO

El agua es una bebida sin calorías que, al contrario de lo que algunos piensan, ayuda a frenar el apetito y a dilatar el estómago para producir saciedad. Como te he explicado muchas veces, solemos confundir la sed con el hambre. Por eso el agua es una gran aliada cuando queremos adelgazar y controlar los antojos.

6. Comer huevo todos los días no es bueno para la salud

▸ FALSO

Hay estudios recientes que demuestran que la ingesta de huevo no tiene ningún efecto sobre los niveles de colesterolemia en un plan alimenticio nivelado, como se creía antiguamente. Por el contrario, es muy bueno para perder peso porque contiene el tipo de proteína de más alto valor biológico y aminoácidos esenciales para el organismo.

7. El huevo de yema roja es más nutritivo

▶ FALSO

Aunque unos sean más costosos o codiciados que los otros, el valor nutricional no varía entre el huevo blanco y el marrón. La única diferencia está en que el color de la gallina (y de los glóbulos) influye en el color del huevo.

El factor realmente importante y que debes tener en cuenta a la hora de elegir un huevo es la forma en que son alimentadas las gallinas. La mayoría de las gallinas criadas industrialmente se alimentan de maíz y de soya GMO, es decir, genéticamente modificados (incluso, en algunos criaderos incluyen subproductos del procesamiento de aves, como sus plumas), en lugar de plantas verdes, semillas, insectos y gusanos.

Es ese tipo de alimentación alterada lo que hace que el consumo de sus huevos fomente enfermedades, cause cambios hormonales e incluso modifique el sabor y el color del huevo.

8. La yema del huevo es mala para adelgazar

▶ FALSO

Ambos elementos del huevo tienen grandes cualidades para tu salud y adelgazamiento. Aunque sí es cierto que la yema se debe comer con más moderación por su cantidad de grasa, no se debe eliminar totalmente del plan alimenticio por ser rica en proteínas y vitaminas.

Beneficios de la clara
- No contiene grasa y aporta muy pocas calorías.
- Es rica en vitaminas del complejo B.
- Muy adecuada para perder peso.

Beneficios de la yema
- Tiene más proteínas que la clara.
- Es rica en grasas (4 gramos por huevo, de los cuales solo 1.5 son grasas saturadas, es decir, negativas. El resto son grasas insaturadas y muy beneficiosas para el organismo).
- Es rica en hierro, fósforo, potasio y magnesio, vitaminas A, E, D, B9 (ácido fólico), B12, B6, B2 y B1.
- Es uno de los pocos alimentos ricos en vitamina D.
- Es rica en lecitina que se une al colesterol para evitar que este sea completamente absorbido por nuestro organismo.

Además, antes de condenar al huevo por el colesterol, debes tener en cuenta que la forma en que lo cocinas (frito no es igual de saludable que hervido) y los alimentos con los que lo acompañas influyen en sus beneficios.

9. Una dieta alta en proteína puede ser peligrosa

▶ FALSO

Este mito se originó en 1983, cuando algunos científicos hallaron que el comer mucha proteína podría incrementar la tasa de filtración glomerular, que es la cantidad de sangre que filtra el riñón cada minuto. Pero estudios posteriores demostraron que un alto consumo de proteína, si bien aumenta la tasa de filtración glomerular, no tiene ningún impacto en el funcionamiento de los riñones.

Por el contrario, la proteína es esencial para el funcionamiento del cuerpo, para adelgazar y hasta para generar músculo. Un consumo de proteínas entre 25 y 30% del total de las calorías acelera el metabolismo entre 80 y 100 calorías que se queman por día, comparado con dietas de menor contenido proteico.

10. Para adelgazar se debe comer pocas veces al día

▶ FALSO

Para mantener los niveles de energía elevados y la insulina bajo control, necesitas tener reservas durante todo el día. Al comer cada tres horas, se estabilizan tus niveles de glucosa en la sangre, evitando alzas y bajas rápidas que producen antojos y enfermedades. Además, si comes regularmente, evitas que tu cuerpo gaste las reservas y utilice la masa muscular como fuente de energía.

Lo recomendado es tener tres comidas principales y dos o tres meriendas diarias, incluyendo una a las cuatro de la tarde, que es el momento en que baja la insulina.

11. La culpa del "efecto rebote" la tienen las dietas

▶ VERDADERO

El mayor problema de las dietas es que tu cuerpo se adapta a los cambios con rapidez, de modo que si llevas una en la que no varías los alimentos, tu cuerpo se estanca y deja de adelgazar. Si suprimes completamente algunos nutrientes o consumes muy pocas calorías, produces una reacción en el cuerpo, que se prepara para la supervivencia y comienza a trabajar al mínimo de revoluciones.

Cuando dejas la dieta y comienzas a comer nuevamente como antes, tu cuerpo deja de gastar las reservas como cuando estabas "en modo dieta" y comienza a almacenar nuevas reservas (de grasa) para cuando haya nuevamente escasez.

Además, cada vez que haces una dieta más estricta, también sientes más hambre, lo que te impulsa a comer porciones más grandes y a tener más antojos cuando te permites comer libremente de nuevo.

12. Los alimentos *light*, bajos en grasa y sin azúcar adelgazan

▶ FALSO

Los alimentos *light* son una verdad a medias o, mejor dicho, un engaño. Como te he contado antes, para eliminar el azúcar de los productos deben rellenarlos con edulcorantes artificiales, repletos de químicos perjudiciales para tu salud.

Y eso no es todo. Mediante el proceso para eliminar la grasa de los productos, también se eliminan sabor y textura. Por eso los fabricantes usan aditivos para devolvérselos de alguna manera, haciéndolos menos saludables que el producto original.

13. Caminar no sirve para adelgazar

▶ FALSO

Hay más de diez mil estudios que muestran que estar sentado frecuentemente impacta la función cardiovascular y metabólica del cuerpo, lo que puede causar graves enfermedades.

- Caminar fortalece el corazón, pues reduce el riesgo de sufrir de enfermedades cardiacas y accidentes cerebrovasculares.
- Reduce los niveles de colesterol LDL (malo).
- Aumenta los niveles de HDL (colesterol bueno).
- Mantiene la presión arterial bajo control.
- Reduce hasta en 60% el riesgo de sufrir diabetes tipo 2, asma y algunos tipos de cáncer.
- Y no puedo dejar fuera este beneficio: te ayuda a controlar tu peso y a mantenerte relajada.

14. El ejercicio debe durar más de 45 minutos para quemar grasa

▶ FALSO

Existen entrenamientos de alta intensidad (HIIT) en los que en apenas 8 minutos quemas el doble de grasa que con el cardio convencional. El cambio de ritmos que exige el HIIT ha demostrado ser más eficiente y efectivo en comparación con las rutinas de cardio más largas y lentas.

15. Cuanto más sudes, más grasa quemas

▶ FALSO

Con el sudor pierdes agua, pero no calorías. Por eso, el peso que pierdes sudando lo recuperas cuando te hidratas. Además, bajar o perder peso no siempre tiene que ver con el hecho de quemar grasa. La cantidad de sudor que se expulsa depende de muchos factores individuales. Algunas personas pueden sudar con muy poca actividad física, lo que no necesariamente significa que estén teniendo más resultado en su pérdida de peso.

El sudor se compone de agua, sales minerales, algunas veces vitaminas hidrosolubles y algo de ácido láctico, pero no de grasa. Por lo tanto, más sudor no necesariamente significa menos llantas en la cintura.

16. Los abdominales son la clave para un vientre plano

▶ FALSO

Un vientre plano es consecuencia de tener una contextura delgada. Todo el mundo nace con músculos abdominales, solo que están cubiertos por una capa de grasa. Por eso, la solución para tener un abdomen plano es quemar la grasa que lo cubre.

Los abdominales no son un ejercicio indicado para quemar grasa, pues no exigen mucha quema de calorías. Fueron creados realmente para fortalecer y tonificar los músculos abdominales.

Si tu intención es quemar grasa, el ejercicio cardiovascular de alta intensidad es la mejor opción.

17. Si haces deporte puedes comer más de lo que quieras

▶ FALSO

Si crees que después del gimnasio tienes "hora de recreo" para comer lo que te dé la gana, estás cometiendo un gran error.

Aunque quemes una cantidad considerable de calorías ejercitándote, uno de los pilares principales para adelgazar es mantener una alimentación saludable.

Aunque no aumentes mucho de peso, consumir alimentos llenos de grasas saturadas, hipercalóricas y procesadas puede causarte problemas de salud y aumentar la cantidad de grasa corporal.

18. Los contadores de calorías de las máquinas de ejercicio son precisos

▶ FALSO

Las máquinas de ejercicio o *fitness* del gimnasio o que tienes en casa no saben nada sobre tu sexo, tu peso o tu nivel de condición física. Todos estos factores afectan la cantidad de calorías que estás quemando durante el ejercicio. Así es que no creas ciegamente en el número de calorías que dicen que estás quemando.

De acuerdo con un estudio, las caminadoras son las más precisas, especialmente si puedes ingresar tu peso.

19. Todos los jugos verdes son iguales

▶ FALSO

Hermosa, aunque no lo creas, las combinaciones de los jugos verdes importan. Muchas mujeres acostumbran mezclar en la licuadora todos los alimentos o frutas que encuentran en su cocina, creyendo que con esto serán más saludables. Pero una mezcla incorrecta en los jugos verdes, además de no ayudarte a perder peso, puede ser peligrosa.

He visto en internet muchas opciones de jugos llenos de frutas dulces como la fresa, la cereza y el mango que se ven riquísimos, pero que no te ayudan a adelgazar por la gran cantidad de azúcar y calorías que condensan en un solo vaso.

Lo recomendable es no poner más de una fruta en el jugo verde para evitar cargarlo de azúcar. Además, debe llevar una mezcla de vegetales diuréticos, reguladores de la presión, termogénicos y fibra.

La clave para un buen jugo verde es utilizar como base espinacas, menta, perejil, coles rizadas o apio. Ten presente que no debes combinar los primeros con vegetales verdes ácidos como lechuga, rúcula o brócoli.

20. Los jugos verdes sustituyen el desayuno

▶ FALSO

Ningún jugo verde o agua adelgazante debe sustituir las comidas fuertes.

A pesar de la cantidad de nutrientes y vitaminas que tienen algunos jugos verdes, no te aconsejo sustituir el desayuno o cualquier comida principal con estos. Tu cuerpo necesita al menos seis comidas diarias que contengan proteína, fibra, grasas buenas y algunos carbohidratos para funcionar a toda máquina. Dejar de comer y tomar en cambio uno de estos jugos puede ser muy perjudicial, aun cuando sean saludables.

Si estás adelgazando y no tienes tiempo para hacerte una merienda saludable o quieres un *snack* rápido, puedes elegir un jugo verde con frutas en la mañana o sin frutas en la tarde, pero siempre acompañado de almendras.

21. La soya y sus productos derivados no engordan y son más sanos

▶ FALSO

Hermosa, este es un tema muy polémico, con opiniones encontradas. Pero debo decirte que hay estudios recientes que afirman que la soya (por su cultivo con pesticidas y las semillas modificadas) tiene efectos inflamatorios y además puede causar grave descontrol hormonal.

La Dra. Kaayla Daniel, autora del libro *The Whole Soy Story,* señala que miles de estudios relacionan la soya con desnutrición, problemas digestivos, daños en el sistema inmunitario, disfunción tiroidea, deterioro cognitivo, trastornos reproductivos e infertilidad, incluso con el cáncer y enfermedades cardiacas.

22. A partir de los 40 o 50 años es inevitable engordar

▶ FALSO

Lo que ocurre es que tu metabolismo se vuelve más lento. Por lo tanto, si sigues comiendo lo mismo y, además, haces menos ejercicio físico, el resultado será que engordes. Es lógico. Por eso, la solución está en comer lo necesario según tu edad y dejar el sedentarismo para evitar subir de peso a medida que envejeces.

23. El jarabe de maíz es peor que el azúcar de mesa

▶ FALSO

Si el azúcar es el villano en tu meta de ser saludable, el jarabe de maíz es el alter ego de este adictivo ingrediente. Un estudio realizado en 2014 que comparó el azúcar y el jarabe de maíz no encontró diferencias en los niveles de glucosa en la sangre o en el aumento del apetito. En conclusión, ambos son terribles para tu salud.

24. Las bebidas energéticas son menos nocivas que las gaseosas

▶ FALSO

Un estudio realizado por la Universidad de Maryland descubrió que las bebidas energéticas son 11% más corrosivas para los dientes que la soda regular. Además, contienen peligrosos niveles de cafeína y químicos nocivos para tu salud. Si quieres un impulso energético puedes tomar una taza de té oolong o té verde.

25. Las sodas dietéticas ayudan a mantenerte delgada

▶ FALSO

Aunque se vendan como tus aliadas para perder peso, las bebidas dietéticas son realmente de las peores que puedes tomar. Son extremadamente adictivas, aumentan el apetito y un estudio publicado en la *American Journal of Public Health* encontró que los adultos más obesos beben más soda dietética que los adultos con peso saludable.

26. La dieta Paleo es la mejor para ti

▶ FALSO

Paleo es una de las dietas más buscadas en la actualidad en Google. En teoría suena muy tentadora... ¿Tocino y bistec para adelgazar? Pues te digo que si algo suena demasiado bueno para ser verdad, probablemente no lo sea. Estudios han revelado que quienes siguen dietas con alto contenido de proteínas animales tienen 90% más de riesgo de ganar más peso que quienes no comen tanta carne.

27. Todas las calorías son iguales

▶ FALSO

Consumir 300 calorías de pollo no es lo mismo que comer 300 calorías de torta. El cuerpo usa y almacena calorías de manera diferente dependiendo de los nutrientes que contiene. Aunque dos alimentos tengan la misma cantidad de calorías uno puede contener más nutrientes y vitaminas, mientras que el otro puede estar repleto de calorías vacías.

28. Los alimentos etiquetados como "naturales" son más saludables

▶ FALSO

Lamentablemente, en mi opinión, la Administración de Alimentos y Medicamentos de los Estados Unidos (FDA, por sus siglas en inglés) no hace el mejor esfuerzo para controlar el uso de la palabra *natural* en las etiquetas nutricionales. Por ejemplo, si un cereal contiene frutas puede decir *frutas naturales*, aunque estén impregnadas de azúcar y químicos añadidos. Para empeorar las cosas, muchas compañías usan la etiqueta *natural* para vender comida chatarra a un precio más alto.

29. El yogurt es bueno para las bacterias intestinales

▶ FALSO

Es verdad que ayuda con la flora intestinal, pero lamentablemente la mayoría de los yogures disponibles en el mercado son muy altos en azúcar. Si quieres un yogurt saludable busca las opciones que dicen sin sabor y sin aditivos. Mi recomendación es optar por el yogurt griego.

30. Las yemas de huevo elevan el colesterol

▶ FALSO

Muchas personas evitan comer la yema de huevo por miedo a que les aumente los niveles de colesterol. Sin embargo, un estudio de la Universidad de Wake Forest no encontró ningún vínculo entre el consumo de huevo y las enfermedades del corazón. En cambio, otro estudio realizado por la Universidad de San Louis descubrió que comer huevo en el desayuno puede ayudar a bajar de peso al disminuir el consumo de calorías en el transcurso del día.

31. La mantequilla de maní es un alimento saludable

▶ FALSO

La mayoría de las marcas de mantequilla de maní disponibles en el mercado son altamente procesadas y están repletas de azúcares y aceites grasos transgénicos. Además, es una comida altamente inflamatoria y alergénica que no recomiendo en lo absoluto.

32. El chocolate oscuro es bueno para la salud

▶ FALSO

Entre más procesado es el chocolate, más pierde sus polifenoles y, por ende, sus beneficios. El chocolate que consigues en las tiendas pasa por un proceso que puede destruir hasta 77% de los nutrientes del cacao. Si de verdad no quieres renunciar al chocolate, asegúrate de buscar uno negro, que diga que contiene 70% de cacao o más.

33. La avena es una buena opción

▶ FALSO

A ver, en rigor la avena sí es un grano bueno para ti, pero la mayoría de las marcas que consigues en los supermercados están repletas de aditivos, sabores artificiales y azúcar. Si lees la etiqueta de muchas de estas avenas te darás cuenta de que parece más una lista de ingredientes de una feria de ciencia, que la de un alimento. Asegúrate siempre de consumir avena natural en hojuelas y sin sabores añadidos.

34. Las bananas son la mejor fuente de potasio

▶ FALSO

Nos hemos criado creyendo que no hay mejor manera de obtener el potasio que necesitamos a diario que con una banana, y la verdad es que es extremadamente improbable que alcances esa cantidad con solo consumir esa fruta. Una banana mediana contiene aproximadamente 422 miligramos de potasio y 105 calorías. Algunas fuentes con mayor cantidad de potasio y menos calorías son: papas, albaricoques, melones cantalupes, brócoli y tomates secados al sol.

35. Las naranjas son la mejor fuente de vitamina C

▶ FALSO

Todas hemos escuchado que las naranjas son una fabulosa fuente de vitamina C, pero en realidad una naranja solo contiene 70 microgramos de vitamina C. Estos son 5 alimentos con más vitamina C e incluso menos calorías: papaya, coles de Bruselas, fresas, brócoli y pimiento rojo.

36. La comida dulce *de consuelo* ahuyenta la depresión

▶ FALSO

Ok, todas hemos escuchado la historia de alguna amiga o hemos visto al personaje de alguna película ponerse a comer chocolates, dulces y helado cuando le rompieron el corazón. La idea es que estas comidas nos hacen sentir mejor, pero un estudio publicado por la revista *Health Psychology* en 2014 comprobó que no es cierto, ya que no influyen el estado de ánimo.

37. Puedes comer tanto como quieras, siempre y cuando sea saludable

▶ FALSO

Saludable o no, el tamaño de la porción cuenta en cada alimento. No porque el platillo sea saludable significa que tienes un boleto gratis a comer lo que quieras. Enfócate en comer las porciones adecuadas.

38. Los panes de grano múltiple y los integrales son mejores que el pan blanco

▶ FALSO

Sí, en rigor es verdad... El problema está en que al pan integral lo venden como una alternativa más saludable, aunque generalmente es pan blanco con melaza añadida para que se vea oscuro y sano. La mejor manera de encontrar uno que realmente lo sea es buscar las palabras "100% de trigo integral" o "100% de grano entero" en el paquete. Ahora, si me preguntas cuál te recomiendo, mi opción es el pan de granos germinados.

39. Los *wraps* son más saludables que los sándwiches regulares

▶ FALSO

Muchas de nosotras hemos escuchado que almorzar un *wrap* es más saludable que comerse un sándwich. La verdad es que las tortillas de harina contienen grasas adicionales añadidas (como aceites hidrogenados) que son igualmente dañinos para tu salud.

40. El apio tiene calorías negativas

▶ FALSO

Mmmm... "Calorías negativas"... Suena fabuloso, ¿verdad? La idea es la siguiente: algunos alimentos contienen tan pocas calorías que el acto de masticar y digerirlos requiere más energía que la que el cuerpo absorbe. Pero la verdad es sencilla: si estás comiendo, estás consumiendo calorías. Ningún alimento es una solución mágica para perder peso.

41. Las etiquetas nutricionales siempre tienen información exacta

▶ FALSO

Por mala fortuna, no siempre es así. De hecho, la ley permite un margen de error de 20 por ciento para el valor declarado de calorías y nutrientes.

42. Los alimentos bajos en grasa son mejores para ti

▶ FALSO

¿Te acuerdas cuando empezó la moda de alimentos bajos en grasa? El término "bajo en grasa" es sinónimo de "cargado de sal y carbohidratos baratos". Un estudio publicado en la *New England Journal of Medicine* descubrió que la gente pierde más peso con dietas bajas en carbohidratos, que con dietas bajas en grasa (grasas buenas, por supuesto).

43. Los alimentos "sin grasas trans" realmente están libres de estas

▶ FALSO

En realidad, un producto señalado de esa manera puede contener hasta 0.5 gramos de grasas trans por porción para afirmar que son libres de estas. Eso significa que puedes estar ingiriendo más grasas trans sin saberlo. Lo mejor es evitar todos los alimentos con "aceite parcialmente hidrogenado" (es decir, grasas trans) en sus datos nutricionales.

44. Comer comida chatarra ayuda a combatir el estrés

▶ FALSO

¿Te ha pasado que estás estresada y decides consumir comida chatarra para sentirte mejor? Bueno, pues la próxima vez piénsalo mejor, ya que un estudio publicado en la *British Journal of Psychiatry* encontró que las personas que consumían alimentos altamente procesados tenían 58% más probabilidades de estar deprimidos, que aquellas que consumieron menos de estos.

45. La cafeína en bebidas energéticas acelera el metabolismo

▶ FALSO

La cafeína puede proporcionarle un pequeño impulso a tu metabolismo, pero en realidad ningún aumento metabólico puede quemar todas las calorías vacías que contienen las bebidas energéticas.

46. Las barritas nutritivas son saludables

▶ FALSO

Vamos a llamar a las cosas por su nombre: esas "barritas nutritivas" son dulces disfrazados de comida saludable. Contienen químicos, azúcar y rellenos que están entre los más perjudiciales para tu salud.

Espero que con esto hayas despejado todas, o al menos la mayoría, de las dudas que seguramente te han hecho cometer más de algún error en tu intento por bajar de peso y de estar más saludable.

PRIMERA PARTE

MALESTARES QUE LE PONEN FRENO A TU PÉRDIDA DE PESO

1

¡Es hinchazón, no gordura!

Existe un viejo refrán que mi mamá solía decir: "No es lo mismo gordura, que hinchazón". Y tenía toda la razón. Pero ¿cómo saber distinguir entre ambas?

Quizá te ha pasado que te levantas por la mañana con el estómago plano, te pones un pantalón bonito, te miras al espejo y te sientes feliz porque luces como una Barbie fabulosa. A media tarde, almuerzas salami y pan francés ¡y al poco tiempo te crece una barriga que pareces con cuatro meses de embarazo! Intentas esconderla, hundirla, la aprietas todo lo que puedes, pero sigue asomándose por la pretina del mismo pantalón que hace unas horas te quedaba perfecto. Además de odiosa, esta nueva barriga es incómoda y a veces dolorosa. ¿Qué te está pasando?

Te tengo la respuesta: todo es culpa de la hinchazón abdominal, una reacción normal de tu cuerpo para protegerse. ¿Protegerse de qué? Pues ya te cuento.

La inflamación es uno de los problemas más grandes que sufrimos los latinos y, sobre todo, las latinas hoy en día a causa del alto consumo de carbohidratos y comidas procesadas. Quienes lo padecen tienen una deficiencia de vitamina D3 y además son propensos a tener otros problemas en su organismo a corto plazo.

En realidad, la inflamación no es nociva cuando está bajo control, ya que es la manera que tiene el sistema inmunitario de defender el cuerpo cuando entra un virus o bacteria, por ejemplo. Si te has fijado, cada vez que te da gripe, de inmediato tu cuerpo se inflama. Es su manera de ponerse en estado de alerta y ayudarte a curar. Pero cuando está fuera de control, se convierte en un gran problema que puede incluso ocasionarte la muerte.

Si has estado cansada, con pesadez, sin mucho ánimo, te resulta difícil concentrarte y tienes una barriguita que se niega a bajar por más que lo intentas, es muy probable que todo eso sea ocasionado por la inflamación. Es más, si no has logrado determinar la razón de por qué te levantas plana y con el transcurso del día tu abdomen se abulta, aquí tienes cuatro preguntas que debes hacerte y que te ayudarán a encontrar una respuesta:

1. ¿Dónde está el abultamiento?

Párate frente al espejo y observa dónde está el abultamiento, si es en la parte de arriba, abajo, hacia los lados o en otras partes del cuerpo. Generalmente, la hinchazón se encuentra hacia al frente, mientras que la gordura se ubica hacia los lados de las caderas, en los glúteos, la espalda y las piernas.

2. ¿Cómo sientes la piel, blandita o dura?

Una de las maneras más efectivas de identificar si estás inflamada es presionando la zona del abultamiento. Si percibes la piel blanda y floja, lo más probable es que sea grasa. Por el contrario, si la piel se siente tersa y firme, como un globo lleno de aire, esto quiere decir que definitivamente estás inflamada.

3. ¿La zona abultada te produce dolor?

Si es exceso de grasa, no sentirás dolor. Ahora, si te duele, te incomoda, sientes molestias y espasmos, es muy probable que estés sufriendo de hinchazón causada por mala digestión.

4. ¿Qué tan seguido te pasa?

La gordura es permanente, mientras que la hinchazón puede aparecer y desaparecer con simples remedios caseros.

Te cuento que una de las razones por la que sufrimos de inflamación es el consumo de alimentos que muchas personas piensan equivocadamente que son saludables.

Algunos de estos están expuestos a químicos, hormonas, pesticidas o contienen compuestos inflamatorios que hacen estragos en el cuerpo, entre otras cosas, inflamándote. Algunos de estos "agentes" inflamatorios que consumes a diario son: gluten, soya, lácteos, carnes rojas y de cerdo, algunos granos (lentejas, frijoles, garbanzos, guisantes), frutos secos y nueces.

Lo mejor que puedes hacer es sacar de tu cocina todos los alimentos que no pasen la prueba de comida saludable. Empieza por alimentos GMO (genéticamente modificados), gluten, soya, jarabe de maíz, lecitina de soya, etc. Durante los siguientes 10 días elimina todos esos alimentos de tu dieta y luego reincorpóralos paulatinamente, uno a uno, para ver cómo reacciona de nuevo tu cuerpo.

—————— **TEN PRESENTE QUE...** ——————

Hay ciertos alimentos que causan que el estómago se inflame. A veces puede ocurrir por alergia, intolerancia o por exceso de químicos, pesticidas u hormonas presentes en la comida.

Sé como un detective y presta atención a cada síntoma que tu cuerpo presente, como una reacción alérgica o hinchazón. Si identificas que tienes un problema de hinchazón constante, debes consultar con un especialista para descubrir la razón.

A continuación, compartiré contigo mis mejores *tips* y remedios para acabar de una vez por todas con esa odiosa inflamación abdominal temporal.

TIPS

- Elimina la comida chatarra de tu alimentación, que tiene más en común con un experimento científico lleno de químicos y conservantes, que con comida. Limpia tu alacena de todos los alimentos procesados y que no sean naturales, orgánicos y sin químicos.
- Limita tu consumo de carnes rojas, alcohol y cafeína; todos estos intervienen en la digestión y pueden causarte hinchazón.
- No olvides los probióticos, que actúan como insectos intestinales en el aparato digestivo, matando las bacterias malas. Puedes encontrarlos en el kimchi, el saurerkraut, el yogurt, el kefir y la kombucha.
- No tienes que eliminar los granos, pero tienes que ser selectiva. Elige granos que no aumenten los niveles de insulina; por ejemplo, selecciona panes y pastas de semillas germinadas, en lugar de trigo.
- Olvídate del azúcar, pues su dulce sabor viene con un lado muy amargo. El aumento de insulina que ocasiona el azúcar hace que el cuerpo se inflame. Además, es una fuente vacía de calorías.
- Aumenta el consumo de omega-3, ácidos grasos que tienen propiedades antiinflamatorias fabulosas para mantener bajo control la hinchazón.

- Consume vegetales verdes como la col rizada, las coles de Bruselas, el brócoli y las espinacas. Todos estos están llenos de clorofila, la cual ayuda a reducir la inflamación.
- Despídete del estrés. No todo depende de tu alimentación. El estrés es una de las razones principales de la inflamación crónica en el cuerpo. Asegúrate de apartar tiempo para ti y de disfrutar de tus actividades favoritas.
- Elimina los alimentos procesados. Si te encantan las salchichas, las papas fritas y los dulces, te tengo una mala noticia: son una de las principales causas de la inflamación que tanto odias.
- Evita la goma de mascar. El chicle es un enemigo de tu organismo y de tu salud. Produce gases y acidez, aumenta las ganas de comer dulce y puede causar diarrea por su gran contenido de químicos.
- No comas demasiado rápido. ¿Te has sentido llena de esos desagradables gases después de comer a la carrera en el trabajo? Comer a gran velocidad y no masticar bien los alimentos puede introducir un exceso de aire que provoca hinchazón.
- Come fibra, esta facilitará la digestión y de esa manera evitarás una barriga hinchada por indigestión.
- La K2 es reconocida entre todas las vitaminas por proteger al cuerpo contra la inflamación. Recuerda que la vitamina K2 puede diluir la sangre, por lo cual no es apropiada para todo el mundo. Consulta siempre con tu médico si tienes un trastorno de salud relacionado con la sangre antes de agregar cualquier suplemento o, incluso, hierbas medicinales.
- Asegúrate de tomar un suplemento para aumentar los niveles de vitamina D, ya que esta puede ayudar a reducir la inflamación. Lo ideal es tomar entre 15 y 30 minutos de sol varias veces a la semana. La deficiencia de vitamina D es muy común en la actualidad, ya que pasamos la mayoría del tiempo bajo techo, y puede causar varios problemas físicos (por ejemplo, la inflamación crónica).

- Ten mucho cuidado con un ingrediente llamado carragenina, que a veces puede estar en la tabla nutricional de alimentos empacados, procesados y/o enlatados. Varios estudios han hallado una conexión entre el consumo de carragenina (o *carrageenan* en inglés) y la inflamación.
- Agrega alimentos antiinflamatorios a tu alimentación, tales como:
  Jengibre: los compuestos del jengibre, conocidos como gingeroles, ayudan al cuerpo a suprimir sustancias químicas inflamatorias.
  Regaliz: unos de mis ingredientes favoritos para bajar la hinchazón fácilmente y de manera natural.
  Manzana: tiene mucha fibra y aminoácidos que sacian el apetito y mejoran la digestión. Rica en agua y en pectina, la manzana nos ayuda a eliminar los líquidos y a reducir la hinchazón.
  Menta: es una hierba aromática que ayuda a la buena digestión, evitando de esta manera la inflamación ocasionada por malestares estomacales.
  Cúrcuma: esta poderosa raíz es antiinflamatoria y además previene la acumulación de células de grasa en el cuerpo.
  Pepino: tiene propiedades que previenen la actividad de las enzimas inflamatorias en el cuerpo.

Además de los alimentos procesados y la comida chatarra que, como acabo de explicarte, contienen agentes y productos químicos que causan infamación, son muchos los alimentos que consumes a diario y que seguramente crees que son saludables, pero pueden estar causándote una inflamación que no te deja perder peso.

A continuación enumero los principales alimentos inflamatorios que debes desterrar de tu cocina y te brindo algunas ideas para reemplazarlos naturalmente.

Alimentos inflamatorios	Reemplazos saludables
Azúcar y endulzantes artificiales No es secreto que el azúcar es mala para el cuerpo. Sabemos que nos causa caries, nos engorda y nos hace adictas a comer cada vez más alimentos dulces. Lo que mucha gente no sabe es que además es altamente inflamatoria. Según un reporte publicado en la *Revista de Endocrinología*, el exceso de azúcar en el cuerpo puede aumentar los niveles de mensajeros pro-inflamatorios llamados citoquinas. Así que la próxima vez que te sientas tentada a consumir un postrecito recuerda que todo ese dulce tiene un lado bien amargo que te durará más tiempo en el cuerpo que su rico sabor.	**Miel cruda sin refinar** Además de su rico sabor, la miel es conocida por tener muchas propiedades medicinales. La miel cruda contiene grandes cantidades de compuestos, como los flavonoides y otros polifenoles que pueden actuar como antioxidantes. Múltiples reportes científicos han corroborado las capacidades antiinflamatorias de la miel, tanto interna como externamente. Asegúrate de conseguir miel cruda producida localmente.
Aceite de canola Este aceite vegetal está repleto de aceites omega-6, los cuales son altamente inflamatorios y reducen los efectos antiinflamatorios del omega-3. El aceite de canola también puede causar inflamación en las arterias, aumentando el riesgo de contraer enfermedades circulatorias.	**Aceite de coco sin refinar** Los altos niveles de antioxidantes presentes en el aceite de coco virgen reducen la inflamación corporal y puede incluso ayudar a la gente que sufre de artritis. **Aceite de oliva extra virgen** Aproximadamente 73% de los compuestos del aceite de oliva son una grasa monoinsaturada llamada ácido oleico, que ayuda a reducir la inflamación.
Lácteos Los lácteos pueden ser altamente inflamatorios debido a que mucha gente tiene dificultad para digerir la lactosa o sufre de sensibilidad o alergias alimenticias a otros productos presentes en la leche.	**Leche de coco o leche de almendras** Estas dos leches vegetales pueden ser una fabulosa alternativa para personas con problemas digestivos con los lácteos y la lactosa. Además, muchas de estas leches contienen ácidos grasos, como el omega-3, que es un componente antiinflamatorio.

⇨

Alimentos inflamatorios	Reemplazos saludables
Soya Pese que la soya no es santa de mi devoción, no se puede negar que hay reportes contradictorios sobre esta y la inflamación. Por eso cabe resaltar que los estudios que hablan a favor de la soya en este aspecto se refieren a la soya natural, que no ha sido procesada ni fermentada. Lamentablemente, un porcentaje muy pequeño de la soya que se produce en el mundo cumple actualmente con este requisito. Por el contrario, la mayoría de la que existe en el mercado es transgénica y expuesta a un sinfín de químicos y pesticidas que pueden alterar el funcionamiento de la tiroides y, por ende, causar inflamación.	**Vegetales y frutas** -Vegetales como calabacín o zucchini, espinacas y coles rizadas. -Frutas y verduras como fresas, frambuesas, aguacates, tomates y uvas. Es recomendable incluir también: -Almendras y nueces. -Pescados azules o grasos como el salmón, las sardinas, la caballa y el atún. -Carbohidratos como la papa dulce (batata o camote) y la quinoa. -Especias como la cúrcuma y el jengibre.
Maíz Al igual que la soya, el maíz ha sido genéticamente modificado y es expuesto durante el proceso de cultivo a un sinfín de químicos y pesticidas que pueden causarnos problemas estomacales e inflamación de las articulaciones, entre otras dolencias.	
Granos refinados Los granos refinados, como las harinas, se convierten rápidamente en glucosa, lo que causa aumento rápido de los niveles de azúcar en la sangre que promueve la formación de AGEs (productos de glicación avanzada); estas combinaciones de azúcares y proteínas son proinflamatorias.	

REMEDIOS

1. Agua tibia con jengibre

Ingredientes:

-1 taza de agua tibia

-2 centímetros de jengibre

Preparación:

Pon a calentar una taza de agua a fuego medio. Cuando el agua esté en su punto de ebullición, sácala del fuego, agrégale el jengibre y ponla en un recipiente a que repose unos minutos. Puedes tomar esta fórmula a cualquier hora y por el tiempo que desees.

2. Agua con jengibre y limón

Ingredientes:

-1 taza de agua tibia

-2 centímetros de jengibre

-½ limón

Preparación:

Pon a calentar una taza de agua a fuego medio. Mientras, ralla los dos centímetros de jengibre. Cuando el agua esté en su punto de ebullición, sácala del fuego y ponla en un recipiente. Añade el jengibre y exprímele el zumo del medio limón. Puedes tomar esta fórmula a cualquier hora y por el tiempo que desees.

3. Jugo para eliminar gases y desinflamar el estómago

Ingredientes:

Para el jugo:

-½ sandía picada

-1 rama entera de apio

-1 pepino

-1 limón, pelado

Preparación:

En un extractor de jugos, pon los primeros cuatro ingredientes y lícualos. Sirve el líquido en una jarra grande mezclado con los dos litros de agua. Pica la sandía, el pepino y el limón en pedazos

Aparte:

-½ sandía picada

-1 pepino cortado en rodajas

-1 limón cortado en rodajas

-Hojas de romero

-2 litros de agua

pequeños y añádelos al agua. Listo para disfrutar. Toma por las mañanas y durante el resto del día, hasta aproximadamente las 4 p.m. No la bebas más tarde, por la cantidad de azúcar de la sandía.

4. Antiinflamatorio de menta y piña

Ingredientes:

-1 limón (verde o amarillo)

-1 puñado de menta

-1 taza de piña picada

-1 ramita de apio

-1 taza de agua

Preparación:

Exprime el limón en un recipiente. Pela y corta la piña con cuidado. Agrega todos los ingredientes a la licuadora y déjalos licuar por 60 segundos. Tómalo durante el día, por tres semanas.

5. Batido de piña y pepino

Ingredientes:

-1 taza de piña cortada en cubitos

-1 pepino verde pelado

-1 taza de agua

Preparación:

Pon todos los ingredientes en una licuadora y licúa por 60 segundos. Bébelo de inmediato.

6. Fórmulas de regaliz o licorice

Ya sea en gotas o en raíz, el regaliz es un poderoso antiinflamatorio que trabaja rápidamente en el cuerpo para eliminar la hinchazón.

Remedio #1

Ingredientes:

-14 gotitas de regaliz

-1 taza de agua

Preparación:

Pon a hervir el agua a fuego medio hasta que hierva. Agrega el regaliz a la olla y déjalo reposar por 10 minutos. Sirve en un recipiente que soporte el calor. Tómalo tibio, en ayunas y por el tiempo que quieras.

Remedio #2

Ingredientes:

-14 gotitas de regaliz

-½ cucharada de limón

-1 taza de agua

Preparación:

Pon a hervir el agua a fuego medio hasta que hierva. Luego, agrégale todos los ingredientes y deja reposar por 10 minutos. Sírvelo en un recipiente que soporte el calor. Tómalo tibio, en ayunas y por el tiempo que quieras.

Remedio #3

Ingredientes:

-14 gotitas de regaliz

-2 centímetros de jengibre rallado

-½ cucharada de canela

-1 taza de agua

Preparación:

Pon a hervir el agua a fuego medio hasta que hierva. Luego, agrégale todos los ingredientes y deja reposar por 10 minutos. Sírvelo en un recipiente que soporte el calor. Tómalo tibio, en ayunas y por el tiempo que quieras.

7. Agua de perejil con vinagre para desinflamar el estómago

Ingredientes:

-1 litro de agua

-1 puñado de perejil

-1 limón

-2 ramas de canela

-2 cucharadas de jengibre rallado

-1 cuchara de vinagre de manzana

Preparación:

Pon a hervir el agua. Agrega la canela. Cuando el agua esté hirviendo, pon el perejil y deja reposar por dos minutos. Luego, retira la mezcla del calor y agrega el resto de los ingredientes. Revuelve y tapa. Deja reposar por cinco minutos. Cuela la mezcla y toma un vaso tres veces al día, 10 minutos antes de cada comida.

8. Té de manzanilla con limón para desinflamar el estómago

Ayuda a reducir la hinchazón y a apretar los músculos.

Ingredientes:

-1 cucharada de flores de manzanilla
 secas
-½ limón (zumo)
-1 cucharada de miel cruda
-1 taza de agua caliente

Preparación:

Pon el agua a hervir. Agrega las flores de manzanilla y deja reposar por dos minutos. Luego retira la mezcla del calor. Cuela y ponla en un vaso resistente al calor. Agrega el resto de los ingredientes. Puedes tomar de 2 a 3 veces al día entre comidas.

9. Té de semillas de alcaravea (*caraway*)

Estas semillas parecidas al comino ayudan a matar las bacterias y evitan la acumulación de gases en los intestinos. Sus compuestos ayudan a relajar los músculos y protegen el colon. Si tu estómago se hincha mucho, además del té puedes masticar las semillas un par de veces al día.

Ingredientes:

-1 cucharada de semillas de alcaravea
-½ limón (zumo)
-1 cucharada de miel cruda
-1 taza de agua

Preparación:

Pon el agua a hervir. Agrega las semillas de alcaravea y deja reposar tapada con el fuego encendido por siete minutos. Luego, retira la cacerola del fuego. Cuélalas y ponlas en un vaso resistente al calor. Puedes tomar de una a dos tazas al día.

10. Jugo de col y manzana para la inflamación

La col rizada contiene omega-3, que regula los procesos inflamatorios del cuerpo. Su consumo te ayuda a prevenir la artritis, los trastornos del sistema inmunológico y el asma.

⇨

Además, según un informe publicado por el Departamento de Inmunología y Enfermedades Infecciosas de la Universidad Estatal de Montana en Estados Unidos, la piel de la manzana contiene unas enzimas que nos ayudan a luchar contra las llamadas células *T*, las cuales producen inflamaciones.

Ingredientes:

-1 taza de hojas de col rizada
-1 taza de espinacas
-1 manzana
-½ taza de agua de coco

Preparación:

Lava las hojas de col rizada, las espinacas y la manzana. Luego, pícalas en trozos pequeños. Pon todos los ingredientes en la licuadora y agrega el agua de coco. Licúa por 60 segundos. Tómalo en ayunas, por tres semanas y luego descansa 15 días.

11. Jugo de papaya para la hinchazón de estómago

Ingredientes:

-⅓ taza de papaya o lechosa
-1 cucharada de linaza
-½ cucharada de cúrcuma
-1 pizca de canela
-1 taza de leche de coco

Preparación:

Pela y parte la papaya. Quita la cáscara de la cúrcuma y ralla dos centímetros. Agrega todos los ingredientes a la licuadora. Deja licuar por 60 segundos. Sírvelo en un vaso y disfrútalo. Toma este jugo una vez al día, en ayunas o en cualquier momento del día, pero siempre antes de las 4:00 p.m. Úsalo por tres semanas y luego descansa por 15 días.

12. Infusión de hinojo con limón

Ambos productos naturales son fantásticos para los problemas de digestión porque combaten las bacterias y disminuyen el dolor. Tienen propiedades carminativas, es decir, diuréticas y que disminuyen la flatulencia. Esto significa que disminuyen los gases en los intestinos y la retención de agua en el cuerpo. También ayudan a relajar el tracto digestivo.

⇨

Ingredientes:

-2 cucharaditas de semillas de hinojo
-½ limón
-1 ½ tazas de agua

Preparación:

Pon a calentar el agua en una olla hasta que hierva. Cuando esté lista, apágala y añade las semillas de hinojo. Deja reposar por un par de minutos. Añádele el jugo de ½ limón y listo para disfrutar. Tómala tibia, en ayunas, por tres semanas. Puedes tomarla de 2 a 3 veces al día. También puedes masticar algunas semillas de hinojo luego de una comida.

13. Bebida antiinflamatoria con cardamomo

Ingredientes:

-1 pedacito de cristal de sábila
 (aproximadamente 2 centímetros)
-1 cucharada de cúrcuma en polvo
-1 cucharada de cardamomo
-1 trocito de jengibre rallado
 (aproximadamente 2 centímetros)
-½ limón (zumo)
-1 puñado de menta
-1 cucharada de miel cruda de abejas o
 néctar de coco

Preparación:

Pon todos los ingredientes (menos la menta y la miel) en la licuadora. Luego, añádele las hojitas de menta y la miel. Revuelve un poco y ya está listo para disfrutar. Si gustas, le puedes poner hielo.

2

¡No asaltes más tu nevera de noche! Vence la ansiedad de comida chatarra

Cuando estás tratando de bajar de peso, los antojos son prácticamente lo peor que te puede pasar. Estos desafían tu fuerza de voluntad, tirando por la borda todo el esfuerzo que puedes haber hecho durante días y haciendo que adelgazar sea muchísimo más difícil.

La respuesta obvia debería ser simplemente decir no a esos antojos, pero la realidad es mucho más complicada. Después de todo, seguramente llevas meses comiendo ensaladas en el almuerzo y la cena, evitando los lácteos, los refrescos, las frituras, y piensas: una hamburguesa ahora no caería nada mal, ¿cierto?

Desafortunadamente, antojos como esos nunca terminan, especialmente si tu cambio alimenticio ha sido drástico. Después de todo, es difícil cambiar viejos hábitos; es una batalla mental que nos toca pelear todos los días. "¿Me doy el gusto de comer ese delicioso helado o continúo aguantando los antojos?"

Afortunadamente, no tienes que continuar sufriendo. Existe una manera de controlar los antojos sin sufrir o pasar hambre. A continuación, te voy a enseñar algunos trucos y remedios que te van a ayudar a satisfacer los antojos sin destruir todos tus esfuerzos para bajar de peso.

Existen ciertos "monstruos" que son los principales responsables de generar los antojos y son precisamente los que debes evitar:

- Azúcar
- Chocolate
- Maíz
- Queso
- Café
- Comidas grasosas

Mantén en un sitio visible este recuadro con los alimentos "tentadores" y con cuáles remplazarlos para mantener los antojos lejos de ti.

Alimentos que causan ansiedad	Alimentos que quitan ansiedad
Azúcar	Batido de proteína
Chocolate	Yogurt griego
Maíz	Almendras
Queso	Huevos
Café	Aguacates
Comidas grasosas	Aceite de coco
Comidas procesadas	Semillas de chía
Carbohidratos de almidón	Semillas de linaza
Edulcorantes	Semillas de cáñamo
Gaseosas y bebidas *light*	Vinagre de manzana

TEN PRESENTE QUE...

Hay estudios que han demostrado que la luz tenue promueve un mayor apetito. Entonces, para evitar comer en exceso, busca siempre encender las luces de tu cocina o comedor.

TIPS

- Comer varias veces al día en pequeñas cantidades. Cuando pasas mucho tiempo sin comer es más probable que sufras de ansiedad. Para combatirla te recomiendo planear de cinco a seis comidas diarias, es decir, tres principales y dos o tres meriendas saludables.
- Comienza tu día con 15 gramos de proteína. Desayuna apenas te levantes para llenarte de energía y que te dure todo el día. El desayuno debe incluir una buena cantidad de proteínas de alta calidad, ya sea de huevo, pollo lascado, un batido de polvo de proteína, yogurt, etc. Esto además ayuda a mantenerte satisfecha por más tiempo.
- Evita el azúcar en el desayuno. Si eres de las mujeres que comienza el día con cereales, jugo de naranja, pan, bizcocho, donas, entre otros, debes saber que estos alimentos dispararan la insulina todo el día. Evitarlos te ayudará a tener los antojos bajo control.
- No debes eliminar los carbohidratos complejos del almuerzo. Estos son una fuente de energía que sigue nutriendo el cuerpo, contribuyendo a mantenerte más tiempo satisfecha.
- Evita los azúcares. Si estás acostumbrada a comer dos o tres dulces al día, tu cuerpo te va a exigir esa cantidad para estar "feliz", generando muchísima ansiedad si no los ingieres. Busca entre las alternativas que te doy para eliminarlos.
- Olvídate de los edulcorantes. Contrario a lo que piensas, todo lo que diga "libre de azúcar" te causa antojos, haciendo mucho más difícil tu meta de tener una vida saludable. En esto incluyo las bebidas de dieta y alimentos etiquetados *light*. Recientes investigaciones, como una realizada en Australia, descubrieron que los edulcorantes artificiales provocan cambios en algunas neuronas del cerebro que estimulan la sensación de hambre y alteran el sentido del gusto.

- Evita los alimentos procesados. ¿Te has sentado con un paquete de papas fritas o palomitas de maíz dulces prometiéndote que vas a comer solo una o dos y, sin darte cuenta, acabaste con todas? Pues esto sucede porque algunos químicos en estos alimentos procesados, como el glutamato monosódico o el jarabe de maíz de alta fructosa, activan reacciones de placer en el cerebro que hacen que no puedas dejar de comerlos.
- Aprende a diferenciar la sed, del hambre. El 75% de las personas pensamos que tenemos hambre, cuando el cuerpo en realidad nos está pidiendo hidratarnos. Pruébalo y verás. La próxima vez que sientas hambre al poco rato de haber comido no corras por más alimento, sino bebe un vaso de agua.
- Relájate y elimina el estrés de tu vida. Las situaciones de tensión pueden generar ansiedad por comer, por lo que si quieres adelgazar es esencial estar relajada.
- Cuidado con la sal, disminúyela. Sí, la sal es un ingrediente que está oculto en muchas de nuestras comidas. El sodio nos deshidrata, lo que causa más hambre durante el día.

Además de los tips que te acabo de dar, hay otros trucos que te pueden funcionar para controlar la ansiedad que te lleva a comer lo que no te conviene o a consumir alimentos en exceso:

- **Come despacio para evitar sentirte ansiosa.** De esta manera tu cerebro será más consciente de la cantidad que consumes y te sentirás satisfecha por más tiempo.
- **Lávate los dientes justo después de comer.** Te puede parecer absurdo, pero con esta acción le estás diciendo al cerebro que el momento de comer se acabó. Además, el sabor mentolado de la crema dental también te ayudará a controlar la ansiedad.

- **Consume alimentos verdes.** Algunos como las coles rizadas, las espinacas y el brócoli contienen un compuesto llamado tilacoide, el cual ralentiza la digestión, repone las hormonas en el intestino y reduce los antojos.

- **Si tienes ansias de azúcar, come frutas.** Ya sea durante la mañana o la tarde, si te atacan las ganas de comer dulce, busca alguna fruta, que son fuentes de azúcares naturales y están cargadas de vitaminas y minerales.

- **Come en un plato azul.** Algunos estudios han demostrado que el color azul suprime el apetito. Como es un color poco común en los alimentos, nuestra mente no lo asocia con comida, como sí lo hace con el color rojo, naranja o amarillo.

- **Mantén un balance.** Una alimentación saludable debe ser balanceada, así que no te sientas culpable si piensas que te mereces ese pedazo de pastel o helado. Siempre y cuando te estés concentrando en tus hábitos saludables la mayor parte de la semana, date un gusto con una comida de premio una vez por semana. En otro capítulo te hablaré más a fondo sobre cómo escoger y preparar tu comida de premio.

- **Bebe una taza de té.** Calma la ansiedad bebiendo té, especialmente de menta o yerbabuena, jengibre, oolong, verde o hinojo. También puedes tomarlo tibio con el zumo de ½ limón.

- **Cambia ese trozo de chocolate por magnesio.** Debes estar pensando que me volví loca, pero no. Si tienes ganas de comer chocolate, prueba tomar una cucharada de magnesio en polvo disuelto en agua tibia. Muchas veces tu cuerpo te pide chocolate porque en realidad lo que le está pasando es que tiene deficiencia de magnesio.

- **Ejercítate.** Esto hace que liberes endorfinas, las hormonas del bienestar y la felicidad. Media hora de ejercicio diario te ayuda a liberarte del estrés, a mantenerte ocupada y a disminuir la ansiedad.

- **Toma un vaso de agua antes de cada comida.** Eso te calmará, te ayudará a comer menos y a hidratarte.
- **Ten a mano vegetales picados.** Cada vez que sientas ganas de comer algo, recurre primero a esos vegetales.
- **Lleva siempre contigo una merienda saludable.** ¡Mujer preparada vale por dos! Una buena alternativa puede ser una manzana, un puñado de nueces, almendras, etcétera.
- **Mantén siempre en tu cocina alimentos como:** batido de proteína, yogurt griego, almendras, huevos, aguacates, aceite de coco, semillas de chía, semillas de linaza y vinagre de manzana. Recurre a estos antes de buscar chucherías o comida que sabes que no te ayuda en tu plan de transformación.

REMEDIOS

1. Batido de proteína

Contiene proteína en polvo y yogurt griego, dos alimentos que te mantienen satisfecha por más tiempo. También ayudan a mantener los niveles de azúcar estables y de esa manera prevenir antojos.

Ingredientes:

-1 medida o porción de polvo de proteína Whey de sabor a vainilla
-⅓ de taza de yogurt griego
-4 fresas
-1 cucharada de semillas de chía
-1 vaso de agua

Preparación:

Pon a remojar las semillas de chía por lo menos 30 minutos antes de la preparación. Revuélvelas constantemente con una cuchara. Lava las fresas cuidadosamente. Pasado ese tiempo, agrega todos los ingredientes a la licuadora y licúa por un minuto. Puedes agregar hielo si lo deseas. Toma este batido una vez al día, en ayunas o en cualquier momento, pero antes de las 4:00 p.m. Bébelo durante tres semanas y luego descansa por 15 días.

2. Infusión de hinojo

Esta deliciosa bebida es fabulosa para calmar la ansiedad, ya que produce una sensación relajante en el cuerpo. Por su dulce y delicioso sabor, además ayuda a aliviar los antojos de azúcar.

Ingredientes:
-2 cucharaditas de semillas
 de hinojo
-Una taza de agua

Preparación:
Pon a hervir el agua en una olla. Luego, añade las semillas de hinojo y déjalas reposar por un par de minutos. Listo para disfrutar. Tómala tibia, en ayunas, durante tres semanas. Usa este remedio dos veces al día. Descansa 15 días y, si deseas, vuelve a empezar.

3. Infusión de menta y limón

La menta tiene propiedades desintoxicantes. Además, su olor y sabor ayudan a suprimir el apetito. Por otro lado, el limón contiene pectina, un elemento saciante que ayuda a reducir la cantidad de calorías que comes en el día.

Ingredientes:
-½ limón
-2 hojitas de menta
-1 puñadito de frambuesas
-1 taza de agua

Preparación:
Pon a calentar el agua. Lava las frambuesas cuidadosamente. Pela el limón en un recipiente aparte. Añade todos los ingredientes en un vaso resistente al calor y vierte el agua que calentaste. Deja reposar por unos minutos y listo para disfrutar.

4. Infusión de lúpulo

El lúpulo (especialmente sus flores) es conocido popularmente como una planta para reducir el nerviosismo y favorecer el equilibrio anímico gracias a sus propiedades sedantes.

⇨

Ingredientes:

-½ vaso de agua

-1 cucharadita de flores de lúpulo

Preparación:

Hierve el agua y retírala del fuego. Sírvela en un recipiente resistente al calor y añade las flores de lúpulo. Deja reposar por cinco minutos, cuélala y bébela por el tiempo que quieras.

5. Fórmula anti-ansiedad de canela

Todos los ingredientes de esta bebida ayudan a combatir las ganas de comer, además de ser poderosas para quemar grasa y desintoxicar el cuerpo.

Ingredientes:

-4 ramitas de canela

-2 cucharadas de vinagre de manzana

-2 limones (zumo)

-1 litro de agua

Preparación:

Exprime los limones en un recipiente. Pon a hervir el agua con las ramitas de canela. Cuando esté lista, vierte el líquido en una jarra que resista el calor. Agrégale el vinagre de manzana y el zumo de los limones. Déjalo reposar por 20 minutos. Haz la primera toma en ayunas y bebe el resto en el transcurso del día. Úsala por tres semanas y luego descansa por 15 días. Puedes probar otra bebida durante el descanso y luego volver a empezar con esta si lo deseas.

6. Remedio casero con linaza

Ingredientes:

-1 cucharada de semillas de linaza

-1 vaso de agua tibia

Preparación:

Pon a hervir el agua y luego quítala del fuego. Agrega la cucharada de semillas de linaza y espera que enfríe un poco. Puedes tomarla en ayunas o en la noche, cuando tengas ansiedad después de comer.

7. Jugo antiansiedad

Ingredientes:

-1 pera madura

-2 cucharadas de avena molida

-1 cucharadita de miel de abeja

-1 puñadito de hierbabuena

-1 vaso de agua

Preparación:

Pon a calentar el agua, y apágala cuando hierva. Agrégale la hierbabuena y déjala reposar unos minutos, hasta que enfríe. Lava la pera cuidadosamente y luego extrae su jugo. Añade a una licuadora el jugo de pera, la avena y la infusión de hierbabuena. Deja licuar hasta que los ingredientes se integren. Sírvelo y, antes de tomar, agrégale la miel. Puedes tomarlo tibio o a temperatura ambiente, en ayunas o durante la mañana, por tres semanas. Descansa por 15 días y vuelve a comenzar.

8. Jugo con manzana para combatir la ansiedad

Las manzanas de cualquier color contienen pectina, una fibra saciante que ayuda a controlar los antojos. La manzana verde posee propiedades antiácidas, ideales para combatir la acidez estomacal y aumentar las bacterias beneficiosas en el intestino, reduciendo el riesgo de trastornos metabólicos e inflamación.

Ingredientes:

-1 manzana (verde o roja)

-1 puñado de col rizada

-½ taza de leche de coco

-6 hojas de menta

-1 taza de agua

Preparación:

Lava la manzana, la col y las hojas de menta. Corta la manzana en rodajas y quítale las semillas. Añade todos los ingredientes a la licuadora. Agrégale el agua, la leche de coco y licúa por 60 segundos. Puedes tomarlo a media mañana o como merienda, dos horas después de almorzar. No debes tomarlo en la noche. Úsalo por el tiempo que desees.

9. Batido para la ansiedad

La grasa buena del aguacate es un gran aliado para saciarte saludablemente.

Ingredientes:

-½ aguacate
-1 medida de proteína de vainilla
-Un manojo de espinaca
-1 taza de agua

Preparación:

Lava la espinaca cuidadosamente. Parte el aguacate, retira la semilla y saca el contenido. Pon ambos ingredientes en la licuadora. Añade la proteína y la taza de agua a la mezcla. Licúa por 60 segundos. Toma una vez al día, a cualquier hora, por tres semanas y descansa 15 días.

10. Jugo verde controlador de la ansiedad

La fibra extra de este jugo te ayudará a mantenerte saciada y ultra nutrida.

Ingredientes:

-2 ramas de apio
-1 rodaja de piña
-1 manzana verde
-1 puñado de espinacas
-1 puñado de menta
-1 cucharada de semillas de chía
-2 tazas de agua

Preparación:

Pon los ingredientes en la licuadora por 60 segundos y listo para disfrutar.

11. Mezcla antiansiedad

El efecto saciante del aceite de coco te ayudará a evitar sumar más calorías sin siquiera tener que esforzarte.

Ingredientes:

-1 cucharada de aceite de coco
-1 cucharada de cacao en polvo o 1 porción de polvo de proteína

Preparación:

Mezcla los ingredientes hasta que quede como una pasta. Come un poco cada vez que te entre un ataque de ansiedad.

3

Colon limpio, toxinas fuera

He escuchado con frecuencia a muchas amistades cercanas y a mis seguidoras quejarse de problemas con el colon. Esto me causó curiosidad porque al ingerir algunos alimentos notaba que también yo me sentía extraña, como si tuviera una bomba dentro de mí a punto de explotar. Incluso pensé: "Um, probablemente es mi colon". Y no estaba tan lejos de la verdad porque, cuando investigué, descubrí algunos aspectos importantes. Si tienes dudas similares: por favor, consulta a tu médico.

De inicio, debes tener claro que la mala alimentación y la falta de actividad física hacen que este importante órgano no trabaje como corresponde, ralentizando su funcionamiento y causando irregularidades y malestares a la hora de ir al baño. Esto provoca que comiencen a quedarse acumulados dentro de tu cuerpo todos los desechos que deberías expulsar.

Te pongo un ejemplo: imagina el daño que le haría a tu casa acumular la basura de toda tu familia durante semanas sin botarla; tendrías menos espacio, todo se llenaría de deshechos y podrían enfermar todos. Lo mismo pasa con tu colon. El intestino (que mide lo mismo que una cancha de futbol) se llena de los alimentos que no logras expulsar y esa acumulación guarda toxinas que no te dejan adelgazar, generan gases que te inflaman y te causan molestos retortijones.

Síntomas de problemas en el colon:

- Diarrea o heces estrechas
- Estreñimiento
- Sangrado o sangre en las heces
- Cuerpo dolorido
- Incapacidad para mantener la concentración
- Depresión, fatiga y debilidad
- Sobrepeso y/o problemas para perder peso
- Indigestión frecuente
- Problemas para dormir
- Disfunción sexual
- Sentir el impulso de una evacuación, pero no poder tenerla
- Alergias
- Mal olor
- Acné

Por eso es tan importante limpiar el colon con frecuencia y de manera natural. En el mercado existen muchos remedios químicos que aseguran desintoxicarlo, pero pueden tener consecuencias incómodas y agresivas para la salud. A continuación, te daré mis mejores *tips* y remedios para que te puedas hacer limpiezas sencillas y seguras en la comodidad de tu hogar.

——— TEN PRESENTE QUE... ———

Se calcula que el colon aloja aproximadamente 100 billones (100 mil millones) de organismos microscópicos. ¿Sabías que muchos de ellos ayudan a digerir mejor los alimentos y a asimilar sus nutrientes y vitaminas?

TIPS

- Elimina la carne roja, la comida procesada, los almidones y los lácteos. Estos alimentos son muy difíciles de digerir, lo que puede generar indigestión e inflamación. Además, los restos que se pudren se depositan en el intestino y a la larga intoxican el colon.
- Evita las comidas grasosas o condimentadas, ya que pueden ser pesadas de digerir y causar malestar.
- Dile adiós a las bebidas con gas o el café, que irritan el sistema digestivo.
- Olvídate del alcohol, que deshidrata y hace que las heces sean más duras y difíciles de expulsar.
- Consume probióticos. Estas bacterias buenas regulan las bacterias dañinas en el colon que causan el bloqueo. Puedes usar enzimas digestivas como lipasa y probióticos en polvo. Opciones naturales de probióticos son yogurt griego, kéfir, kombucha, etcétera.
- Come con frecuencia pequeñas porciones de comidas que estén cargadas de fibra y grasas buenas.
- Eleva el consumo de fibra, que facilita la movilización de los alimentos por los intestinos grueso y delgado, mejorando la digestión.
- Toma 15 minutos de sol y aumenta los niveles de vitamina D. He encontrado diversos estudios que han demostrado que una cantidad constante de vitamina D ayuda a prevenir el cáncer de colon y lo mantiene sano.
- No aguantes las ganas de ir al baño. Esto, además de ser incómodo, hace que acumules las toxinas e impurezas de las heces fecales en el colon.
- Aumenta la cantidad de agua que bebes a ocho vasos para digerir la fibra y evitar el estreñimiento.
- Come vegetales verdes como espinacas, col rizada y coles de Bruselas, que ayudan a reparar los intestinos.

- Reduce todo lo posible las situaciones de estrés. Las emociones negativas, la ansiedad o las preocupaciones pueden actuar como detonantes del colon irritable.
- Ejercítate. Esto hará que se incrementa el flujo de sangre en el cuerpo, incluyendo el colon.
- Añade las siguientes hierbas limpiadoras a tu alimentación. Puedes consumirlas en suplementos naturales para el colon o preparando infusiones:

Corteza de cáscara sagrada

Una de las hierbas más conocidas por sus poderes tónico-laxantes. Puede ser utilizada a diario sin crear un hábito.

Semillas de hinojo

Alivia la flatulencia y los dolores abdominales. Posee un efecto refrescante en los intestinos.

Raíz de jengibre

Elimina y contrarresta la formación de mucosidad en los intestinos. Se toma para aliviar los gases y dolores severos de estómago. Destruye también los parásitos en el sistema digestivo.

- Prueba la hidroterapia, una forma de limpieza e hidratación del colon en la que se retiran con agua a presión todos los desechos acumulados en el colon. Es un procedimiento que dura 45 minutos, indoloro y efectivo, que debe ser realizado por un especialista. Además de limpiar el colon, ayuda a aplanar el vientre y a mejorar el estreñimiento, a eliminar toxinas, bajar inflamaciones y a mejorar notablemente la apariencia de la piel.

REMEDIOS

Puedes maximizar o continuar la limpieza del colon con algunos remedios caseros, deliciosos y fáciles de preparar que te ayudarán a mejorar la digestión, desinflamar el intestino y eliminar los desechos.

1. Limpiador con jengibre

El jengibre es un digestivo natural perfecto para contrarrestar un colon irritable y para desinflamarlo.

Ingredientes:

-⅓ de pulgada o 2 centímetros de jengibre
-1 cucharadita de miel
-1 vaso de agua

Preparación:

Agrega agua (puede ser tibia o a temperatura ambiente) a un vaso. Pela el jengibre, quítale la cáscara y rállalo. Añádelo al agua con una cucharadita de miel. Revuelve. Déjalo reposar por cinco minutos. Tómalo tres veces al día, comenzando en ayunas. Toma las otras dos raciones antes del almuerzo y la última antes de cenar.

Ojo: no te recomiendo usarlo si estás embarazada o lactando.

2. Depurador potente

Como ya sabes, el limón es un desintoxicante natural. Además, la miel es un tónico expectorante y la sal ayuda a digerir más rápido los nutrientes, que de otra manera se quedarían atrapados en el intestino.

Ingredientes:

-Jugo de un limón (verde o amarillo)
-Una pizca de sal
-½ cucharadita de miel
-1 vaso de agua tibia

Preparación:

Pon agua tibia en un vaso resistente al calor. Exprime un limón. Agrega una pizca de sal y vierte media cucharadita de miel. Revuelve bien y déjalo reposar por cinco minutos. Bebe esta solución en ayunas, por tres semanas, y luego descansa por 15 días.

3. Fórmula limpiadora con aceite de oliva y piña

Esta bebida favorece la limpieza completa del sistema digestivo, el hígado, la vesícula biliar y los conductos biliares.

Ingredientes:
- 2 rodajas de piña
- 1 manojo de perejil
- 1 cucharada de aceite de oliva
- 1 trozo de sábila (*aloe vera*)
- 1 vaso de agua

Preparación:
Pela la piña y corta dos rodajas. Remueve la cáscara de la sábila y extrae un trozo mediano. Lava el manojo de perejil y coloca todos los ingredientes en la licuadora. Agrega una cucharada de aceite de oliva y, por último, un vaso de agua (puede ser fría o a temperatura ambiente). Licúa durante 60 segundos. Toma esta fórmula durante siete días, en ayunas, y descansa 15 días antes de volverlo a tomar.

4. Bebida de sal marina

Un remedio sencillo para ayudar al colon a absorber mejor los nutrientes y a mover los intestinos, todo gracias a las propiedades catalizadoras de la sal marina.

Ingredientes:
- 1 cucharada de sal marina
- 1 vaso de agua

Preparación:
Hierve un vaso de agua y deja reposar por siete minutos. Vierte el agua en un vaso resistente al calor y agrégale una cucharada de sal marina. Revuelve por unos minutos antes de tomarla. Bébela en ayunas. Luego, masajea la zona del colon para facilitar el proceso de eliminación de toxinas. Tómala por tres semanas y luego descansa por 15 días.

Ojo: toma mucha agua porque este remedio puede causar diarrea. No es recomendado para quienes sufren de presión arterial alta.

5. Depurador de sábila

La sábila es uno de los productos naturales más nobles para limpiar el organismo y regenerarlo internamente. Combinada con el limón es un remedio maravilloso, económico y eficaz.

Ingredientes:
- -1 hoja de sábila (*aloe vera*)
- -Jugo de un limón
- -2 vasos de agua

Preparación:

Corta una hoja de sábila en dirección vertical para quitarle la cáscara, extraer sus cristales y agregarlos a la licuadora. Añade el jugo de un limón (puede ser verde o amarillo), los dos vasos de agua y revuelve antes de licuar. Licúa 60 segundos. Refrigera la preparación de dos a tres horas antes de tomarla. Tómala dos veces al día, comenzando en ayunas, por tres semanas y luego descansa 15 días.

6. Purga para el colon

La fibra que proporcionan la manzana y la linaza, sumada a las grasas buenas de las semillas y el aceite de oliva, remueven los desechos del cuerpo, reduciendo también la acidez y favoreciendo la absorción de nutrientes, entre otros beneficios.

Ingredientes:
- -1 manzana verde o roja
- -1 cucharada de semillas de linaza
- -½ cucharada de aceite de oliva
- -6 onzas (180 ml) de agua

Preparación:

Pon a remojar las semillas de linaza en una taza con agua por media hora (mejor si lo haces desde la noche anterior). Cuando estén listas las semillas, parte la manzana en trozos. Agrega ambos ingredientes a la licuadora junto al agua y al aceite de oliva. Licúa por 60 segundos. Tómala en ayunas por tres semanas y luego descansa por 15 días.

7. Bicarbonato con limón

El bicarbonato realcaliniza el estómago ayudando a neutralizar el ácido y haciendo que los desechos almacenados en el intestino salgan si ningún dolor ni molestia.

Ingredientes:

-1 cucharadita de
 bicarbonato de sodio
-½ limón verde o amarillo
-1 vaso de agua tibia

Preparación:

Mezcla el agua y el bicarbonato en un vaso y exprime el medio limón. Revuelve con una cuchara. Toma este remedio a cualquier hora por no más de cinco días.

8. Ajo y linaza

La mezcla de estos dos ingredientes limpia y refuerza el sistema inmune.

Ingredientes:

-2 cabezas de ajo
-1 cucharada de linaza
-6 onzas (180 ml) de agua

Preparación:

Pela los ajos y ponlos con la linaza y el agua en una licuadora por no más de 60 segundos. Tómate este remedio aproximadamente dos horas antes del momento en que desees ir al baño. Úsalo por un mes.

Ojo: intenta comenzar con esta bebida durante un fin de semana o en un momento del día en que estés en tu casa, ya que al inicio puede tener un efecto laxante muy fuerte.

9. Cáscara sagrada

La cáscara sagrada tiene ácido crisofánico, que estimula la pared del colon para ir al baño. Además, contiene una sustancia llamada emodina, que controla la acción del ácido crisofánico, lo que produce un efecto laxante equilibrado.

Ingredientes:

-3 tazas de agua
-1 cucharada de cáscara
 sagrada

Preparación:

Pon al fuego las tres tazas de agua. Cuando hierva, agrega la cucharada de cáscara sagrada y déjala al fuego por 15 minutos. Ponla a enfriar. Bebe de una a dos tazas durante 10 días antes de acostarte.

10. Remedio para vaciar el colon

Los rábanos y el limón poseen excelentes propiedades desintoxicantes que ayudan al cuerpo a limpiarse profundamente y a perder peso. Ambos, además, estimulan el peristaltismo del intestino y eliminan los gases y bacterias. La canela también ayuda a disminuir los gases y a generar jugos gástricos que ayudan a la digestión; también es una excelente aliada para eliminar las sales biliares que son perjudiciales para el colon.

Ingredientes:

-2 cucharaditas de canela en polvo
-5 cucharaditas de miel
-3 limones orgánicos
-4 onzas (114 gr) de rábano

Preparación:

Pela y corta muy bien los rábanos. Corta los limones con su cáscara y retira las semillas. Agrégalos a un recipiente junto con el rábano, la canela y la miel. Luego ciérralo con una tapa hermética y guárdalo en el refrigerador.

Debes tomar dos cucharaditas de este jarabe al menos dos veces al día (antes del almuerzo y antes de la cena). Utilízalo por 15 días y luego evalúa los resultados.

11. Poderoso remedio para desintoxicar y limpiar el colon

La sal marina ayuda a expulsar los residuos y toxinas y facilita la digestión. El jengibre estimula el colon, reduce la hinchazón abdominal y facilita la eliminación de deshechos.

Ingredientes:

-2 cucharadas de jugo de manzana 100% puro y orgánico
-2 cucharadas de jugo de limón fresco
-1 cucharada de jugo/zumo de jengibre
-½ cucharada de sal marina
-½ taza de agua purificada tibia

Preparación:

Mezcla todos los ingredientes en un frasco y guárdalo en la nevera.

Tómalo tres veces al día, antes del desayuno, antes del almuerzo y la última alrededor de las 6-7 p.m. Asegúrate de tomar por lo menos ocho vasos de agua durante el día.

12. Purgante de aceite de oliva y limón

Los dos ingredientes más sencillos y seguros de utilizar para eliminar cualquier desecho de manera suave.

Ingredientes:

-1 cucharada de oliva extra virgen

-½ limón (zumo)

Preparación:

Mezcla los dos ingredientes. Tómalo por las noches antes de dormir, durante cinco días.

13. Bebida nutritiva

Aparte de proporcionar la fibra que necesitas para mejorar el correcto funcionamiento del intestino, esta deliciosa combinación aporta muchísimos nutrientes a tu organismo.

Ingredientes:

-1 manzana

-1 cucharada de semillas de chía

-1 cucharada de linaza molida

-1 cucharada de miel de abeja

-1 taza de agua

Preparación:

Mezcla todos los ingredientes y espera hasta que las semillas de chía comiencen a expandirse. Bébelo preferiblemente con el estómago vacío.

14. Mezcla de probióticos y fibra

La linaza ayuda a la eliminación de los residuos; su fibra soluble retarda la digestión y contribuye a la absorción más fácil de alimentos nutrientes. Se ha demostrado que el kéfir cura el intestino de trastornos como la colitis ulcerosa, el intestino irritable y la enfermedad de Crohn.

Ingredientes:

-⅓ taza de kéfir

-Linaza molida

Preparación:

Combina los dos ingredientes en un recipiente. Consúmelo antes del desayuno por tres semanas. La primera semana pon una cucharada de linaza molida; la segunda semana, dos cucharadas y la tercera semana, tres cucharadas.

15. Aceite de coco

Estudios demuestran que este aceite elimina 90% de las células cancerígenas en el colon, gracias a su contenido de ácido láurico, que tiene propiedades anticancerígenas. Además, es antiinflamatorio.

Modo de uso:
Comienza con ½ a una cucharadita tres veces al día. Hazlo por lo menos por una semana.

16. Jugo con perejil, limón, apio y manzana para limpiar el colon

Ya conoces los espectaculares beneficios del perejil, el limón y el apio para el sistema digestivo. Pues te cuento que al combinarlos con manzana, los aumentas, ya que su cáscara contiene pectina, que lo protege y evita el estreñimiento.

Ingredientes:
-2 ramas de apio
-1 racimo de perejil
-1 manzana verde
-1 limón
-2 tazas de agua

Preparación:
Pon todos los ingredientes en la licuadora y listo.

4

¿La tiroides puede ser la causante de tu gordura? Descubre cómo controlar tus hormonas

Tal como te conté en mi libro *De gordita a mamacita*, la tiroides es mucho más importante de lo que parece. Saber cuáles son los síntomas cuando no está funcionando (cómo corresponde, qué ocasiona que se desestabilice y cómo podemos ayudarla de manera natural) se ha convertido en una de las charlas que tengo constantemente con mis seguidoras, pues muchísimas de ellas tienen problemas con su tiroides. Y puede ser que te esté pasando lo mismo.

Como tú y todas mis fans lo necesitan y muchas de ellas me lo han pedido, he reunido una serie de *tips* y remedios que te pueden ayudar naturalmente a manejar esta condición que no tiene piedad cuando se trata de impedirnos adelgazar y ponernos en forma.

———— **TEN PRESENTE QUE...** ————

Si eres mamá, pon atención a esto: un estudio demostró que darle fórmulas de soya a los niños puede causarles problemas de la tiroides en el futuro.

Ojo, seguir estas recomendaciones NO significa que debes descontinuar tus medicamentos para tratarla (si tienes trastornos tiroideos), ni tampoco dejar de consultar a un endocrinólogo. Por el contrario, usarlos en conjunto hará que puedas obtener mejores resultados y que tu tiroides pase de ser un enemigo a tu mejor aliado.

TIPS

- Regula tus horas de sueño. Necesitamos dormir entre siete y ocho horas diarias para que el cuerpo mantenga las hormonas bajo control.
- Duerme desnuda. El dormir con ropa hará que tu temperatura corporal se eleve y, por consiguiente, se dificulte regular las hormonas. Lo ideal es que duermas sin ropa o con ropa muy ligera y holgada.
- Asegúrate de que tu habitación esté oscura y fresca. Por el ciclo circadiano, nuestros cuerpos están diseñados para seguir el ciclo natural de la luz del sol. Por eso, cualquier rayito de luz, natural o artificial, puede despertarte o hacer que no duermas profundamente.
- Usa cortinas negras (o cubre de alguna manera las ventanas). Hasta un pequeño rayito de luz puede afectar el sueño y, por ende, el funcionamiento de tus hormonas.
- No tengas ningún tipo de alarma o aparato electrónico en tu cuarto. Cualquier luz o sonido puede afectar tu sueño e impedir el buen funcionamiento de tus hormonas tiroideas.
- Consume los tres macronutrientes necesarios: carbohidratos, proteínas y grasas buenas. Las hormonas se producen utilizando además algunos ácidos grasos.
- No comas tres horas antes de dormir. Si cenas y enseguida te acuestas, tu cuerpo va a hacer digestión mientras duermes, lo cual

a su vez aumenta la temperatura corporal que, como ya sabes, interfiere con la liberación correcta de hormonas.

- Evita la soya y todos sus alimentos derivados. Causan inflamación en la tiroides, lo que impide su buen funcionamiento.
- Escoge bien tus utensilios de cocina. Estudios han encontrado un vínculo entre las sartenes para freír y problemas de la tiroides, ya que se cree que estas desprenden una sustancia que impide su buen funcionamiento.
- No consumas frituras, ni grasas malas. Estas causan inflamación en el cuerpo que afecta las hormonas.
- Aumenta el consumo de omega-3. Estas grasas buenas ayudan a disminuir naturalmente la inflamación.
- Asegúrate de usar sal yodada para aumentar tu consumo de yodo. Recuerda que se recomiendan unos 150 miligramos diarios.
- Llena tu alimentación de pescados, vegetales y frutos del mar. Estos tienden a tener más yodo.
- Incrementa la ingesta de calcio. Los problemas de la tiroides suelen debilitar los huesos.
- Evita todo tipo de estimulantes. El alcohol, el tabaco y la cafeína pueden causar inflamación en la glándula tiroidea.
- No tomes agua del grifo. Suele contener cloro y fluoruro, compuestos que bloquean los receptores de yodo de la glándula tiroides.
- No consumas alimentos que puedan dificultar la absorción de yodo. Entre ellos coliflor, espinaca, brócoli, durazno, coles de Bruselas y repollo.

REMEDIOS

1. Si quieres impulsar el funcionamiento de tu tiroides, algas como el kelp y el sargazo vejigoso pueden ayudarte

Está comprobado que el funcionamiento de la tiroides está directamente ligado a la producción de yodo, un elemento presente en altas cantidades en las algas. Puedes agregarlas a tus comidas o jugos verdes.

2. Consume aceite de coco, un apoyo natural para la tiroides

Se ha demostrado que el aceite de coco tiene grandes cualidades para apoyar la función tiroidea por su cantidad de ácido láurico, un ácido graso esencial que el cuerpo utiliza para fomentar y mantener el sistema inmunológico. Es una grasa saturada compuesta por ácidos grasos de cadena media que pueden acelerar el metabolismo, aumentar la temperatura basal y hasta promover la pérdida de peso.

Modo de uso: los expertos recomiendan tomar una cucharada de aceite de coco al día para ver resultados.

3. Té de bálsamo de limón

Ayuda a calmar la hiperactividad de la glándula tiroides por ser una gran fuente de antioxidantes. Puedes tomar una taza al día.

4. Nueces con miel

Las nueces son ricas en selenio, un oligoelemento esencial que ayuda a equilibrar la tiroides y la metabolización de hormonas en el organismo. El consumo de nueces puede reducir la inflamación de la tiroides. Lo ideal es que consumas nueces aún "verdes", ya que es cuando más selenio contienen y brindan mayores beneficios para la glándula tiroides, en tanto la miel reduce el estrés metabólico y equilibra las hormonas.

Ingredientes:

-40 nueces

-1 kg de miel orgánica

-Un recipiente de cristal
 con tapa

Preparación:

Pica las nueces en trocitos. Ponlas en un frasco de cristal y rellena con la miel. Déjalas macerar durante una semana o al menos cuatro días. Toma dos cucharaditas (intenta que cada cucharadita contenga tres nueces enteras). Lo ideal es que las consumas por la mañana.

5. Mezcla de comino con yogurt

El comino favorece la metabolización de los nutrientes y tiene un efecto antiinflamatorio que ayuda al buen funcionamiento de las hormonas.

Ingredientes:

-1 cucharadita de comino

-½ taza de yogurt sin azúcar

-Miel (opcional)

Preparación:

Combina los ingredientes. Come esta preparación una vez al día, durante un mes.

6. Yoduro de potasio

Esta variedad de sal es un suplemento natural para mantener sana la tiroides. Es una sal inorgánica compuesta de potasio y yodo que ayuda a regular la función de la tiroides y protege el cuerpo de la radicación.

Modo de uso:

La puedes conseguir en forma líquida o en pastillas. Consulta con tu médico para la dosis adecuada a tus necesidades.

7. Algas fucus

Además de ser ricas en yodo, estas algas contienen estimulantes naturales para la glándula tiroides como potasio, calcio, hierro, cinc, magnesio, etc. Además, es una buena fuente de fibra.

Modo de uso:

Puedes consumirlas en forma de pastillas y/o suplementos.

8. Espirulina

Además de aportar nutrientes y proteína, este superalimento es alto en yodo, el cual ayuda a regular la tiroides, especialmente en casos de hipotiroidismo.

Modo de uso:

La puedes consumir en polvo o en pastillas, añadiéndola también a tus jugos y/o bebidas.

9. Ensalada para la tiroides

Esta es otra buena manera de incorporar ingredientes que son ricos en yodo y minerales.

Ingredientes:

-4 o 5 rábanos
-Una tirita de alga kombu
-½ cebolla
-1 manojo de lechuga romana
-1 limón (zumo)
-Aceite de oliva
-Sal yodada
-Pimienta

Preparación:

Lava y corta los rábanos, así como la ½ cebolla en pedazos pequeños. Hierve el alga hasta que esté suave y tierna. Esto puede tomar unos minutos. Cuela el alga. Combina con todos los otros ingredientes en un plato. Adereza con el aceite de oliva, sal y pimienta. Lista para disfrutar.

10. Hojas de poleo

El poleo es una excelente ayuda natural para apoyar la tiroides.

Ingredientes:

-Hojas de poleo
-1 taza de agua
-Miel de abeja

Preparación:

Hierve el agua y añádele las hojas de poleo. Deja reposar a fuego lento por 10 minutos. Retíralo del fuego y cuela. Agrégale la miel. Toma dos tazas al día.

11. Infusión de hierba de San Juan o hipérico

Se usa porque evita el decaimiento de la tiroides y todos los síntomas asociados al hipotiroidismo.

Ingredientes:

-½ cucharadita de extracto de hipérico
 (o una bolsita de té de San Juan)

-1 vaso de agua

Preparación:

Entibia el agua y agrégale la hierba de San Juan. Tómalo por las mañanas.

12. Aceite de hígado de bacalao

Los ácidos grasos del bacalao aumentan la absorción de las hormonas tiroideas.

Modo de uso:

Consume una cápsula de aceite de hígado de bacalao a diario.

13. Ajo

Su uso continuo es bueno para la tiroides, ya que es rico en minerales importantes para protegerla y evitar su déficit.

Modo de uso:

Puedes comer ajo crudo en las mañanas, en ayunas o consumirlo a manera de suplemento.

14. Batido para la tiroides

Este batido, un tanto inusual, reúne los mejores aliados para ayudar a la tiroides: tirsina, selenio y yodo.

Ingredientes:

-½ cebolla morada o roja

-1 puñado de almendras crudas sin sal

-½ aguacate

-1 tomate entero

Preparación:

Mezcla todos los ingredientes en una licuadora hasta obtener una mezcla homogénea. Consúmela inmediatamente. Tómala una vez al día, preferiblemente en el desayuno o en el almuerzo.

5

Quema, quema y sigue quemando grasa

¿Sabes? Me tomó mucho tiempo entender que perder peso no siempre se traduce en perder grasa. Eliminar 10, 20 o hasta 30 libras de peso no quiere decir precisamente que ya no tengas grasa acumulada en el cuerpo.

Verás, perder peso se refiere a la suma total del peso corporal, incluyendo huesos, músculos, órganos y, por supuesto, grasa. Pero ¿te gustaría realmente perder peso de tus huesos? ¡No, para nada! ¿Y de tus órganos? Seguramente tampoco... ¿Y de tus músculos? Definitivamente, no. Los músculos son muy importantes para el metabolismo, y si pierdes masa corporal será más difícil eliminar grasa.

Lo único que realmente quieres y necesitas es perder grasa; esa grasa que se te acumula en los glúteos, los muslos, las caderas y la

---

TEN PRESENTE QUE...

Un estudio demostró que las mujeres que comen más y mejor proteína tienen mucha menos grasa almacenada en el abdomen que las que no lo hacen.

cintura; esa grasa que pone en peligro tu salud y además hace que tus jeans favoritos no luzcan tan bien como quisieras, especialmente después de un fin de semana.

Si estás leyendo esto, seguramente eres una de las tantas mujeres que, como yo, ha probado de todo para quemar la grasa acumulada y nada le ha funcionado. Esto se debe a que nosotras, por nuestra capacidad para la maternidad, tendemos a acumular más grasa en la zona de las caderas, los glúteos y las piernas.

3 Tipos de grasa que puedes estar acumulando		
Grasa subcutánea	**Grasa visceral**	**Grasa intramuscular**
Es la grasa que se acumula debajo de la piel y que normalmente se pierde con más facilidad. Cuando hay poca grasa subcutánea tiende a situarse libremente en las capas de la piel (piernas, caderas y glúteos) y, por lo tanto, es poco visible.	Es la que se encuentra más en el interior y que conocemos como grasa abdominal. Se localiza alrededor de los órganos en la parte media y su exceso puede ser peligroso, ya que puede llenar de grasa el hígado y el estómago.	Es la que se deposita entre las fibras musculares y, por lo general, es muy poca. Se encuentra en mayores cantidades en personas obesas. Si la tienes en exceso, puede contribuir a que seas resistente a la insulina.

Por eso, para ayudarte a evitar que cometas los mismos errores que cometí durante mucho tiempo, decidí compilar en este capítulo mis mejores trucos y remedios para maximizar tu quema de grasa y decirle adiós a los gorditos que se asoman por ahí.

TIPS

- Aumenta la cantidad de grasas saludables. Estas incrementan el ritmo metabólico, lo que conduce a un mayor uso de la grasa almacenada para producir energía.

- Consume más omega-3. Inhibe la actividad de la síntesis de grasa y, al mismo tiempo, estimula la actividad de las enzimas clave que regulan la oxidación de la grasa.
- Dile adiós a los carbohidratos y a las frutas después de las 6 p.m. Al no ser usados como energía, estos se almacenan como grasa en el cuerpo.
- Consume más proteína. Un estudio realizado en mujeres demostró que la cantidad y calidad de la proteína que consumimos está inversamente relacionada con la grasa en el vientre. Esto quiere decir que las mujeres que comen más y mejor proteína tienen mucha menos grasa almacenada en el abdomen que las que no lo hacen.
- Come entre cinco y seis veces al día. Esto mantendrá tu metabolismo activo durante el transcurso del día.
- Toma más agua. El agua ayuda a transportar y facilitar el proceso de oxidación de la grasa. Además, te ayudará a sentirte llena por más tiempo.
- Haz entrenamientos con pesas. Esto no solo te ayudará a desarrollar músculo, sino que además hará que sigas quemando grasa por más de 24 horas después de hacer ejercicio.
- Elimina los carbohidratos de almidón. Estos tienden a acumularse en tu cuerpo como grasa. Enfócate en consumir carbohidratos de bajo índice glicémico como la quinoa, la avena sin gluten, el arroz salvaje, etcétera.
- Haz ejercicios de cardio en ayunas por tres semanas. Ejercítate por lo menos 40 minutos, ya que los primeros 25 minutos el cuerpo quemará azúcar, no grasa. Y asegúrate de desayunar y llevar siempre contigo un batido de proteína. Debes consumirlo inmediatamente después del ejercicio.
- Consume fibra. Ayuda a mantener los niveles de insulina bajo control, la hormona que impide que el cuerpo queme grasa.

- Dile adiós a los azúcares. Ya que estos, al no ser utilizados inmediatamente como energía, se acumulan en el cuerpo como grasa.
- Añade a tu rutina alimentos quemadores de grasa. Por ejemplo: cúrcuma, té de oolong, pimienta Cayena, etcétera.
- Realiza ejercicios multidimensionales. Al trabajar más músculos del cuerpo, quemas más calorías y grasa durante el resto del día.

RECUERDA:

*Evitar el azúcar *Consumir más proteína
*Ejercitarte efectivamente

REMEDIOS

1. Quemador nocturno

Ingredientes:

-1 pepino
-2 centímetros de sábila (aloe vera)
-2 centímetros de raíz de jengibre
-1 manojo de perejil
-Zumo de un limón verde o amarillo
-½ taza de agua

Preparación:

Pela la raíz de jengibre y ralla dos centímetros (va a ser aproximadamente una cucharada). Aparte, pela la sábila quitándole la cáscara y retira el cristal. Pela y corta el pepino en rodajas. Pon el jengibre, el pepino, la sábila y el perejil en una licuadora, añade el zumo de limón y el agua y mezcla por unos 60 segundos. Puedes beber este remedio por dos semanas, una vez al día y descansar por 15. Tómalo en la noche, cerca de la hora de dormir. Normalmente, no recomiendo tomar jugos verdes antes de acostarse, pero este jugo no contiene ninguna fruta con alto contenido de azúcar, lo cual da un impulso de pérdida de peso adicional mientras estás durmiendo.

2. Zumo de toronja y vinagre de manzana

El zumo de toronja o pomelo es uno de los mejores alimentos para adelgazar. Varios estudios han demostrado que contiene flavonoides (un tipo de antioxidantes) que eliminan la grasa. Además, sus ingredientes facilitan la digestión de las grasas gracias a su contenido de ácido málico.

Ingredientes:
- 1 toronja
- 1 cucharada de vinagre de manzana
- 1 cucharada de miel de abeja
- 1 vaso de agua

Preparación:

Exprime la toronja y almacena el zumo en un recipiente. Añádelo junto al vinagre de manzana y la miel al vaso de agua. Revuelve por unos segundos. Tómalo una vez al día, en ayunas, por el tiempo que desees.

3. Fórmula quemagrasa de ajo y limón

Esta fórmula contiene una potente combinación que acelera la quema de grasa localizada (especialmente en la zona abdominal) y facilita la digestión que a veces nos hace sentir hinchadas.

Ingredientes:
- 6 cabezas de ajo
- 2 limones amarillos o verdes
- 1 litro de agua

Preparación:

Pon a hervir el agua. Corta los limones en rodajas. Pela los ajos. Añade los ajos y los limones al agua y déjalos hervir por siete minutos. Retira del fuego. Cuela la infusión. Deja reposar hasta que se enfríe. Guarda el agua en la nevera para beberla durante el transcurso del día. Tómala en ayunas y antes de las comidas.

4. Quemador de grasa

Esta poderosa infusión contiene dos ingredientes fabulosos, el jengibre y la cúrcuma, que en conjunto aceleran la metabolización de la grasa, previenen la multiplicación de células de grasas nuevas y bajan la hinchazón abdominal.

⇨

Ingredientes:

-1 cucharadita de raíz de cúrcuma rallada (o 1 cucharadita de cúrcuma en polvo)
-1 trocito de jengibre de aproximadamente dos centímetros
-1 pizca de canela molida
-1 limón (zumo)
-1 taza de agua (8 oz)

Preparación:

Hierve el agua. Pela el jengibre y ralla dos centímetros (será aproximadamente una cucharadita). Pela la raíz de cúrcuma y rállala (será aproximadamente una cucharadita). Una vez que el agua esté hirviendo, exprímele el limón encima y agrégale la canela, la cúrcuma y el jengibre. Tapa la olla. Déjala reposar por cinco minutos y luego cuélala antes de beberla. Lo recomendable es tomarla solo en ayunas por tres semanas, luego descansa por 15 días.

5. Remedio antigrasa con cebolla

La cebolla es uno de los alimentos con más poderes para quemar grasa, especialmente en la cintura. Contiene antioxidantes como el flavonoide quercetina, que mejora la respiración celular y ayuda a movilizar el tejido graso para ser eliminado. Además, es un alimento alcalino que ayuda a estabilizar el pH en la sangre, ayudando a eliminar los radicales libres.

Ingredientes:

-3 cebollas grandes
-2 dientes de ajo
-Zumo de 2 limones

Preparación:

Quita la piel de la cebolla y los ajos. Córtalos en trozos y échalos en la licuadora. Agrega el zumo de limón y licúa por 60 segundos. Toma tres cucharadas una hora antes de cada comida principal por tres semanas.

6. Agua de pepino y jengibre

Ingredientes:

-⅓ de limón verde o amarillo cortado en rodajas
-1 trocito de aproximadamente 2 cm de raíz de jengibre
-¼ de pepino
-1 litro de agua (4 tazas)

Preparación:

Corta el limón; pela el pepino y córtalo en rodajas. Pela el jengibre y ralla dos centímetros. Aparte, calienta el agua en una olla. Pon el jengibre y el limón en un vaso resistente al calor y luego vierte el agua caliente. Deja reposar la mezcla por unos minutos. Agrega el pepino justo antes de consumirlo.

Esta bebida la puedes tomar a diario, en la mañana, por tres semanas y luego descansa por 15 días.

7. Poderoso quemador de grasa casero

Ingredientes:

-2 cucharadas de vinagre de manzana
-2 cucharadas de zumo de limón verde o amarillo
-1 cucharada de canela en polvo
-1 pizca de pimienta Cayena (opcional)
-1 chorrito de miel de abeja (opcional)
-1 vaso de agua

Preparación:

Pon a hervir el agua. Cuando esté lista, viértela en un vaso resistente al calor. Exprímele el zumo de limón encima. Agrégale el resto de los ingredientes a la mezcla. Refrigera por 20 minutos. Toma en ayunas por tres semanas y descansa una.

8. Infusión de cúrcuma y miel

Ingredientes:

-1 taza de agua caliente
-¼ de cucharadita de cúrcuma
 en polvo (o ¾ de pulgada o 2
 centímetros de raíz)

-Zumo de ½ limón
-½ cucharadita de miel
-1 pizca de canela en polvo

Preparación:

Añade la cúrcuma a la taza de agua caliente, luego el jugo de limón y la miel. Asegúrate de revolver bien porque la cúrcuma tiene la tendencia a pegarse en el fondo. Añade por último una pizca de canela y deja reposar durante cinco minutos antes de beber. Toma este remedio antes del desayuno durante siete días.

9. Fórmula tropical quemadora de grasa

Ingredientes:

-2 naranjas grandes
-½ pepino grande
-1 limón verde o amarillo
-1 manojo de menta fresca
-Hielo
-2 litros de agua

Preparación:

Lava las naranjas, el pepino y el limón. Córtalos en rodajas. Sirve los dos litros de agua en una jarra grande. Luego, añade el pepino, el limón, la naranja y la menta. Deja reposar en la nevera por 30 minutos. Puedes agregar hielo si lo deseas. Toma la infusión durante todo el día, empezando en la mañana. Puedes prepararla a diario y tomarla por el tiempo que gustes.

6

Parásitos: pueden estar en tu cuerpo sin que lo sepas (y ser culpables de tu gordura)

S i lees la palabra *parásito* probablemente te imaginas un gusano horrible, como de película... Pero ¿y si te digo que hay varios tipos de ellos y que, además, los tienes más cerca de lo que crees?

Los parásitos pueden penetrar en el cuerpo a través de alimentos o agua contaminados, mosquitos, contacto sexual e, incluso, a través del aire que respiras por la nariz o las cosas que apenas rozan tu piel. Algunos de ellos pueden alojarse en el estómago.

¿Sabes que el intestino puede medir seis metros y albergar una lombriz de ese mismo tamaño? Peor aún, tu intestino puede ser la casa de miles de pequeños parásitos que te están enfermando sin que lo sepas.

Los parásitos pueden causar:

- Síntomas digestivos crónicos como acidez, indigestión, síndrome de intestino irritable, hinchazón, gases, etcétera.
- Trastornos del estado de ánimo (ansiedad, depresión, etcétera.)
- Ansias constantes de comer, especialmente azúcar.
- Mayor sensibilidad a los alimentos / alergias.

- Desequilibrios hormonales femeninos (periodos irregulares, síndrome premenstrual extremo)
- Dificultad para dormir.
- Fatiga y articulaciones adoloridas.
- Inexplicable aumento o pérdida de peso.

Sí, leíste bien. Además de causar enfermedades, los parásitos también pueden entorpecer la pérdida de peso.

Cuando tenemos una infección crónica en el tracto gastrointestinal, como la que sucede por parásitos, se desencadena una inflamación que envía el mensaje al cuerpo de que necesita más cortisol (la hormona del estrés) que es antiinflamatoria y, además, lleva a comer compulsivamente.

Los expertos recomiendan purgarse o desparasitarse una vez al año en forma normal, a menos que tengas uno de los síntomas que mencioné anteriormente. En ese caso, deberías hacerlo con más frecuencia y bajo supervisión de un especialista.

Sin embargo, hay muchos tratamientos naturales simples y fáciles que puedes utilizar junto con medicamentos convencionales para deshacerte de los parásitos. Si los usas regularmente, evitarás que esos desagradables monstruos diminutos regresen a tu cuerpo ¡nunca más!

A continuación, te voy a enseñar mis mejores *tips*, alimentos y remedios caseros para combatir y decirle adiós a los parásitos.

─────────── **TEN PRESENTE QUE...** ───────────

Casi 60% de la población mundial porta el microorganismo *Helicobacter Pylori*, y puedes contraerlo varias veces, solo con un beso.

TIPS

- Asegúrate de hervir el agua si vives o estás de paso en lugares en los que no estás segura de cuán potable es el agua del grifo.
- Toma agua purificada y filtrada si estás en la calle, de viaje o de vacaciones.
- Disminuye la cantidad de alimentos que consumes en locales callejeros o restaurantes que no conozcas.
- Cuando estás en proceso de desparasitarte, elimina el café, el azúcar, los alimentos azucarados, el alcohol, la leche y los derivados lácteos.
- Adicionalmente, baja tu consumo de carbohidratos refinados.
- Lava y desinfecta bien tus frutas y vegetales.
- Al preparar alimentos trata de cocinarlos bien, especialmente las carnes.
- Siempre lávate las manos antes de cocinar o comer y usa utensilios limpios.
- Lava la ropa de cama con agua caliente.
- Consume los siguientes ingredientes para combatir los parásitos:

Coco

Es un remedio muy eficaz para expulsar todo tipo de gusanos intestinales, pues actúa como un antiparasitario muy fuerte. Para esto puedes utilizar tanto la fruta como el aceite.

Modo de uso:

Come una cucharada de coco machacado en el desayuno. Después de tres horas, bebe un vaso de leche de coco caliente mezclada con dos cucharadas de aceite de ricino. Repite este proceso diariamente hasta que sientas que estás libre de parásitos. No debes usar el aceite de ricino en niños menores de cinco años.

Además, come cuatro cucharadas de aceite de coco extra virgen diariamente. Este aceite está repleto de triglicéridos que ayudan a expulsar los parásitos y también a impulsar el sistema inmunológico, que es el encargado de luchar contra ellos.

Ajo

Mi abuela siempre quería purgarnos con ajo y aguardiente. No les recomiendo el aguardiente, pero el ajo sí tiene enormes efectos contra los parásitos.

Si lo comes crudo, tiene aminoácidos que contienen azufre, los cuales eliminan los parásitos rápidamente. Además, elimina las bacterias y también tiene propiedades antifúngicas (para eliminar los hongos) que te ayudan a matar los microbios.

Comer tres dientes de ajo crudos con el estómago vacío todos los días durante una semana es una de las maneras más simples de deshacerse de todo tipo de gusanos intestinales.

Papaya verde (sin madurar)

La papaya verde se ha utilizado en la medicina ayurvédica para muchas dolencias, incluyendo gusanos intestinales. El látex de la papaya verde es rico en enzima papaína, que tiene propiedades antihelmínticas, es decir, que destruyen con eficacia los parásitos.

Alimentos con propiedades antibióticas como el ajo, cebolla, equinácea, jengibre, tomillo, romero y miel.

Alimentos probióticos

Alimentos como el kéfir, el chucrut, el tempeh, el kimchi, el miso, la kombucha y el yogurt griego te ayudarán a evitar la indigestión, las náuseas y los dolores de cabeza, ocasionados muchas veces por los parásitos.

Semillas de calabaza

Son unos desparasitantes muy poderosos y efectivos para evitar los gusanos intestinales. Puedes comerlas crudas, sin tostar y preferiblemente en ayunas. También puedes molerlas y añadirlas a tus jugos verdes, ensaladas o, incluso, al agua.

Mastica uno o dos clavos de olor al día para hacer una limpieza intestinal. Esto te ayudará a botar los parásitos y a destruir sus huevos, evitando de esa manera la posibilidad de reinfección.

Mastica un par de dientes de ajo todos los días. Su capacidad como antifúngico y antibacteriano lo convierten en un remedio efectivo para eliminar microbios del cuerpo.

REMEDIOS

Existen muchos medicamentos tradicionales para erradicar a los parásitos, pero están hechos con químicos y su uso continuo puede tener consecuencias graves para la salud intestinal. Además, al tomarlos la orina cambia de color, dejan un sabor horrible a metal en la boca, producen retortijones intestinales dolorosos y hasta pueden producir reacciones alérgicas importantes.

Por eso recopilé los mejores remedios naturales para eliminar los parásitos intestinales. Hay cientos de ingredientes que nos ha dado la Tierra para combatirlos de forma fácil y sin químicos que afecten tu salud.

1. Remedio con jugo de papaya verde

Ingredientes:

-1 cucharada de jugo de papaya verde fresca
-1 cucharada de miel orgánica
-4 cucharadas de agua caliente

Preparación:

Mezcla todos los ingredientes. Bebe esto en la mañana con el estómago vacío. Sigue el tratamiento durante dos o tres días. Si quieres purgar con esto a tus hijos, reduce la dosis a la mitad.

2. Extracto de semillas de pomelo

Estas semillas tienen poderosas propiedades antifúngicas y antimicrobianas. Son excelentes para combatir virus y bacterias.

⇨

Modo de uso:

Puedes buscarlas como extracto o en cápsulas. Es recomendable consumir entre 10 a 15 gotas diarias de extracto o de dos a tres cápsulas tres veces al día.

3. Mezcla de semillas de papaya molidas para combatir los parásitos

Las semillas de papaya contienen una sustancia llamada caricina que puede ayudar a expulsar rápidamente los gusanos del intestino.

Ingredientes:

-40 semillas de papaya

-Miel de abeja orgánica y cruda

-½ limón

-1 vaso de agua

Preparación:

Deja secar las semillas, machácalas con un molinillo y mézclalas con miel de abeja pura. Toma una cucharada sopera de este preparado tres veces al día, media hora antes de cada comida. Aparte, prepara el agua y el jugo de medio limón. Bébelo después de comer la miel y las semillas. Usa este remedio durante al menos un mes para experimentar los resultados.

Además de este remedio, puedes moler las semillas de papaya verde hasta hacerlas polvo. Mezcla dos cucharaditas con una taza de agua y bébela en la mañana con el estómago vacío durante tres días.

4. Remedio antiparásitos con semillas de calabaza

Ingredientes:

-2 cucharadas de semillas de calabaza peladas y trituradas

-3 tazas de agua hirviendo

Preparación:

Mezcla las semillas con el agua y deja reposar durante 30 minutos. Bebe cuando esté fría.

Dato extra: puedes tomar un jugo de ciruelas secas hervidas para ayudar a limpiar los intestinos antes de tomar la infusión de semillas de calabaza.

Otro modo de uso: mezcla una cucharada de semillas de calabaza tostadas y trituradas con una cantidad igual de miel. Come esta mezcla cada mañana con el estómago vacío durante una semana.

5. Vinagre de arroz

Ingredientes:

-1 cucharada de vinagre de arroz

-1 vaso de agua

Preparación:

Mezcla el vinagre de arroz con el agua y bébelo de inmediato. Puedes tomar de tres a
cuatro tazas al día.

6. Purga con ajo y semillas de calabaza

Ingredientes:

-1 cucharada de semillas de
 calabaza.

-1 diente de ajo

Preparación:

Pela las semillas de calabaza y retira la piel al
diente de ajo. Introdúcelos todos en un mortero y muélelos. Las semillas deben ser crudas
y sin tostar para obtener todos sus beneficios
contra los parásitos. Toma una cucharada de
esta mezcla tres veces al día por una semana.

7. Aceite esencial de orégano de uso oral

Sin duda, es de los aceites esenciales más poderosos para eliminar parásitos. Asegúrate de conseguir un aceite esencial de orégano que sea de uso oral.

Ingredientes:

-Aceite esencial de orégano

-Aceite de oliva

Preparación:

Mezcla una gota de aceite de orégano con un
poco de aceite de oliva. Consúmelo en ayunas
por al menos una semana.

8. Purgante con limón y miel

Ingredientes:

-Zumo de ½ limón

-1 taza de agua tibia

-1 pizca de sal

-1 cucharada de miel de abeja
 cruda y orgánica

Preparación:

Mezcla todos los ingredientes en un vaso. Para
combatir los parásitos lo puedes consumir por
las mañanas con el estómago vacío.

9. Clavos de olor y linaza

Los clavos de olor son antibacterianos, antisépticos y antiparasitarios. Las semillas de linaza son un excelente depurador de todo el cuerpo. Estas cualidades hacen que la mezcla de ambos ingredientes sea muy eficaz para combatir casi todo tipo de parásitos.

Ingredientes:
-1 cucharada de semillas de linaza
-2 clavos de olor

Preparación:
Muele las semillas y los clavos. Toma una cucharada una vez al día en ayunas. Después de tres días, toma un descanso de tres a cuatro días y retoma si lo deseas.

10. Semilla o hueso de aguacate

La próxima vez que comas aguacate no tires su hueso, ya que está lleno de nutrientes. Además de usarlo para tener una piel y un cabello hermosos, puedes preparar una infusión para eliminar las lombrices intestinales rápidamente.

Ingredientes:
-1 taza de agua recién hervida
-1 semilla de aguacate

Preparación:
Parte cuidadosamente la semilla del aguacate por la mitad y ponla en una taza. Agrégale el agua caliente y deja reposar por media hora. Cuela. Toma este remedio en ayunas por una semana.

11. Infusión de tomillo y manzanilla

Ingredientes:
-½ cucharadita de tomillo
-½ cucharadita de raíz de genciana
-½ cucharadita de manzanilla amarga
-½ taza de agua

Preparación:
Lava todas las hierbas. Agrégalas al agua y hierve durante 10 minutos. Apaga el fuego y deja reposar. Bebe en ayunas durante tres semanas.

12. Infusión de artemisia

Esta hierba ha sido conocida durante siglos como un remedio natural para eliminar parásitos intestinales. Esto se debe a que sus componentes pueden disminuir las membranas de los parásitos.

Modo de uso:
Puedes prepararla en forma de infusión o también la puedes consumir en forma de cápsulas.

13. Té de epazote, *Jesuit's tea* o paico

Es una planta muy utilizada en México y otros países de Latinoamérica para combatir los parásitos.

Modo uso:
Puedes prepararlo en forma de té.

14. Remedio con tamarindo

Las semillas y las hojas de esta fruta tienen un efecto astringente, por lo que son conocidas en muchas regiones de África y Asia como purgante y antiparasitario efectivo.

Preparación:
Pon a hervir las hojas en el litro de agua. Deja reposar por unos minutos y bebe tres tazas diarias por tres semanas.

15. Jarabe casero antiparásitos

Ingredientes:
-1 taza de pulpa de calabaza
-2 tazas de ajo machado
-2 tazas de miel de abeja cruda
-2 litros de agua

Preparación:
Cocina la calabaza con dos litros de agua hasta que se evapore la mitad del agua. Retira del fuego y añade el ajo. Dejar reposar por dos horas. Luego, añade la miel y cuela. Toma dos cucharadas soperas cada mañana.

16. Aceite esencial de verbena

Modo de uso:

Toma una cucharada disuelta en un vaso de agua en la mañana. Además de eliminar los parásitos, en general, reduce la agresividad de las infecciones por *H. Pylori*.

17. Propóleo

El propóleo es un excelente antibiótico y bactericida natural que mejora las defensas del cuerpo, ayudándote a combatir a los intrusos. Para tratar la *Helicobacter Pylori*, toma una cucharada o cuatro gotas dos veces al día.

Ojo: no debes consumirlo durante un periodo muy prolongado.

7

¡Adiós a la celulitis! Despídete de la piel de naranja de manera natural y ¡para siempre!

P uede convertir un lindo día en la playa en una completa pesadilla. Puede asustarte a tal punto que decidas quitarte el traje de baño y ponerte un pantalón. Y es que este mal hace que hasta la persona más segura de sí misma se sienta insegura. Estoy hablando de ¡la celulitis! La peor enemiga de una mujer. Yo me sentía terrible. Porque, te confieso que antes de perder peso, ¡era una fábrica de celulitis!

Si no sabes lo que es, eres de las pocas privilegiadas que no la ha sufrido. Se trata de esos hoyitos que se llenan de grasa y se ubican mayormente debajo de la piel de tus glúteos, abdomen y muslos. La celulitis aparece cuando el tejido graso de la piel aumenta y las paredes se engrosan, creando la también llamada piel de naranja. Esas pequeñas concentraciones de grasa cambian por completo la apariencia de la piel, haciendo que luzca suelta y poco atractiva.

Puede decirse que la celulitis es un mal femenino, porque solo 10% de los hombres la sufre, debido a la composición de nuestro cuerpo. Y es que las mujeres poseemos cinco veces más células grasas en algunas regiones, como la pelvis, los muslos y nalgas, que en las demás partes del cuerpo y mucho más que los hombres.

En la aparición de celulitis también influyen:

- Los cambios hormonales durante la pubertad, el embarazo, la menopausia o la menstruación, que causan retención de líquidos aumentando con eso las posibilidades de desarrollar celulitis.
- El estilo de vida moderno.
- El estrés.
- La falta de ejercicio. La vida sedentaria entorpece la forma en que el cuerpo bombea sangre a las piernas y aumenta la aparición de la celulitis en esas zonas.

Muchas mujeres que intentan deshacerse de la celulitis lo hacen mal, pues corren a tratar de resolverlo gastándose un montón de dinero en cremas y lociones. Pero eso pocas veces funciona, y si lo hace, no dura mucho tiempo.

Y es que el problema no es la piel, sino esos depósitos de grasa acumulados debajo de esta. Así es que si sufres de celulitis y quieres solucionarlo de raíz tienes que deshacerte de toda esa grasa.

Pero aquí están las buenas noticias: la celulitis no es una condición que dura para siempre. ¡Puedes deshacerte de ella y hacer que tu piel vuelva a su estado natural ¡pegadita y firme!

TEN PRESENTE QUE...

Según estudios, más de 85% de las mujeres hemos tenido celulitis en algún momento de nuestra vida y solo 1 de cada 10 está libre de ella.

TIPS

- Consume alimentos altos en antioxidantes, ya que estos ayudan a la apariencia de la piel. Come fresas, moras, arándanos, manzanas, zanahorias, frijoles, nueces, avellanas y nueces.
- Toma té verde o té de oolong, que contienen poderosos antioxidantes que además de ayudar a retrasar el envejecimiento contribuyen a mantener la piel firme y tersa.
- Aumenta tu consumo de grasas saludables omega-3, que ayudan a reducir el apetito y la inflamación, a reparar y fortalecer el tejido y las fibras de la piel e incluso a eliminar el exceso de estrógeno. Se encuentran en el salmón, las semillas de chía, semillas de linaza, semillas de cáñamo y el aguacate, entre otros.
- Despídete de la sal, alimentos enlatados y comidas procesadas. El sodio causa retención de líquido, que empeora la aparición de la celulitis.
- Exfóliate en casa. Hazlo mientras te bañas. Esto te ayudará a estimular la circulación y actuar como un drenaje linfático, reduciendo los signos visibles de la celulitis. Te recomiendo exfoliarte dos veces por semana.
- Desintoxícate. Las toxinas acumuladas en el organismo contribuyen a la aparición de la celulitis porque dañan la piel. Por eso tienes que eliminar el consumo de sustancias altas en toxinas como alcohol, café, tabaco y los alimentos procesados, ya que tienen muchos químicos añadidos dañinos para el cuerpo. Una manera fácil de depurarte de toxinas es tomando mucha agua a diario.
- Camina. Las caminatas, además de relajarte, te ayudan a mejorar el aspecto de la piel.
- Disminuye los niveles de estrés, que aumenta los niveles de cortisol, una hormona que estimula la aparición de grasa, principal factor de la aparición de la celulitis.

- Vigila tu peso. Está comprobado que perder o ganar grasa de forma brusca aumenta la aparición de celulitis (y estrías), acompañada de mucha flacidez.
- Duerme bien. Dormir poco o mal aumenta la producción de grelina, otra hormona encargada de la producción de grasa que también contribuye a la celulitis, por eso es importante que duermas entre siete y ocho horas diarias.
- Dúchate con agua fría, ya que esto hará que tus poros se encojan y la celulitis sea menos visible.
- Evita ropa muy apretada. Las prendas muy ceñidas al cuerpo evitan la circulación de la sangre y, por lo tanto, generan la aparición de más celulitis.
- Masajea las zonas afectadas. Los masajes favorecen la circulación y eliminan los nódulos de grasa.
- No uses muy seguido zapatos de tacón, ya que esto puede cortar la circulación de las piernas y promover la aparición de celulitis.
- Evita cruzar las piernas al sentarte. Esta posición, además de incómoda, impide la adecuada circulación de la sangre a través de las piernas.
- No pases largos periodos sentada o parada, ya que también afecta negativamente la circulación y promueve la aparición de celulitis y varices en las piernas. Es muy importante moverse todo el tiempo. En la escuela, en la oficina, en la casa debes evitar estar largo tiempo sentada. Puedes levantarte cada hora y estirar los músculos o caminar durante dos minutos para recobrar la circulación.
- Consume alimentos ricos en vitamina C. La vitamina C puede ayudarte a fortalecer los tejidos conectivos de la piel y a aumentar la producción de colágeno, creando nuevo tejido y reduciendo la apariencia de la celulitis.

Añade además estos ingredientes para disminuir la acumulación de grasa en el cuerpo

- **Jengibre:** ayuda a eliminar líquidos y toxinas, así como mejora la circulación.
- **Chile y pimienta Cayena:** son un arma excelente contra la celulitis. Ambos ayudan a bajar de peso porque contienen capsaicina, sustancia que aumenta la producción de calor del cuerpo (termogénesis). Además, tienen cualidades quemagrasa.
- **Cilantro:** promueve la desintoxicación por los metales que tienden a esconderse en las células de grasa. Al reducir las toxinas del organismo, estás ayudando a deshacerte también del exceso de grasa almacenada, lo que evita la aparición de celulitis.
- **Toronja:** es famosa por su capacidad para ayudar al cuerpo a quemar grasa, pero también tiene un contenido de vitamina C que ayuda a construir y a reparar el colágeno de la piel, un componente esencial en la lucha contra la celulitis.
- **Diente de león o dandelion:** es potente para eliminar toxinas y evitar la retención de líquidos. Puedes tomarlo en forma de té, añadirlo a tus jugos verdes o ponerlo en tus ensaladas.
- **Ginkgo biloba:** es conocida por reducir la aparición de celulitis y mejorar la circulación. También es buena para movilizar la grasa acumulada hacia el tejido muscular, donde se puede quemar para producir más energía.

Elimina estos alimentos que favorecen la aparición de celulitis

- -

Alcohol

Su consumo en exceso provoca que las células de grasa se agranden y se reduzca el flujo de sangre. Además, dificulta la absorción de nutrientes que ayudan a deshacerse de los radicales libres.

- -

Cafeína

Favorece la formación de toxinas y la mala circulación sanguínea. El café, al igual que el cigarrillo, es un vasoconstrictor, es decir, disminuye el diámetro de los vasos sanguíneos y reduce la cantidad de sangre que pasa por el cuerpo.

Carbohidratos refinados

La comida rica en estos, como el pan o los pasteles, incrementan el desarrollo de las células de grasa.

Azúcar

Si consumes mucha, desarrollarás grasa y, por lo tanto, mala circulación sanguínea, lo cual contribuye a la aparición de celulitis.

Además de los tips que te he dado, hay tres tucos que quiero compartir contigo y que pueden ayudarte. Lo mejor es que los puedes hacer tu misma, en la comodidad de tu casa. Eso sí: sé constante, pues de otra manera no verás los resultados.

1. *Foam rolling* o rollo de espuma

El *foam rolling* o autoliberación miofacial se ha convertido en una de las técnicas más populares para eliminar la celulitis (si se hace bien). Además, es muy económica, ya que basta con un usar un *foam roller* o rodillo de espuma que puedes encontrar en la mayoría de las tiendas y farmacias.

Este automasaje se realiza aplicando presión a puntos específicos del cuerpo capaces de ayudar en la recuperación de los músculos para que recuperen su función normal.

Ejercicios con el *foam rolling* para la celulitis:

- **Glúteos:** siéntate sobre el rodillo de espuma, cruza la pierna derecha sobre la rodilla izquierda e inclínate hacia la cadera derecha, poniendo el peso sobre las manos para apoyarte. Lentamente, rueda un glúteo sobre el rodillo. Cambia de lado. Tumbada boca arriba, con los brazos apoyados en los costados, las piernas flexionadas y los pies apoyados justo encima del rodillo. Eleva la cadera evitando que el rodillo se desplace. Haz tres series de 15 repeticiones.
- **Para brazos, glúteos y abdominales:** de pie, con los brazos extendidos y cogiendo el rodillo por cada extremo. Realiza una sentadilla a la vez que elevas el rodillo hacia el techo. Haz tres series de 15 repeticiones.

Te recomiendo realizarlo por un máximo de tres minutos, mantener la postura de 30 a 60 segundos y luego descansar. Siempre sin llegar a sentir dolor y aplicando presión de forma progresiva.

2. Cepillado en seco
Para este método necesitas un cepillo para cuerpo de buena calidad. Debes realizarlo diariamente (antes de ducharte o en las noches) para obtener los mejores resultados.

Consiste en realizar masajes con el cepillo en las zonas afectadas, siempre en dirección al corazón, para mejorar la circulación y estimular tu sistema linfático.

Cuando el sistema linfático no funciona correctamente, el cuerpo absorbe los residuos y las toxinas que se acumulan en la grasa, por eso el cepillado en seco puede ser un método útil para eliminar toxinas y despedirte de la celulitis. Además, elimina la piel muerta, mejora la apariencia, limpia los poros obstruidos, ayuda a ablandar los depósitos de grasa dura que están debajo de la piel para distribuirlos y así evitar la apariencia de los hoyitos.

3. Masajes con los nudillos

Este es un truco que mi mamá y mi abuelita me enseñaron cuando era aún una niña, en Colombia. Además de ser una manera gratis para combatir la celulitis, es muy práctica, ya que la puedes hacer en tu casa.

Es muy sencillo: mientras te bañas, usa los nudillos para masajear con movimientos circulares la zona afectada. Lo recomendable es hacerte estos masajes aproximadamente por un minuto todos los días aprovechando la espuma del jabón para que los nudillos se deslicen más fácilmente.

¡No todos los ejercicios son iguales!

Estos son los que debes hacer si quieres evitar la celulitis:

Lo primero que muchas mujeres hacen cuando ven que tienen celulitis es... ¡correr al gimnasio para hacer ejercicios cardiovasculares en las máquinas! ¿Te suena familiar? Lamentablemente, aunque estos ejercicios son buenos para tu salud y tu figura, no puedo decir lo mismo en el caso de la celulitis, ya que se trata de ejercicios bidimensionales, es decir, trabajan muy pocos músculos al mismo tiempo.

Cuando hablamos de celulitis seguramente piensas que se refiere a un tipo particular de grasa en el cuerpo. En realidad, la celulitis se trata de depósitos de grasa que tapan los músculos atrofiados, que no han sido tonificados apropiadamente.

Debo aclararte que con solo hacer ejercicios con pesas y adelgazar no va a desaparecer la celulitis. Es más, el proceso de bajar y subir de peso va a perjudicar más el tejido conector de la piel (la fascia), que al estirarse pierde elasticidad. Esta es una de las principales razones por la cual todas las mujeres —las flacas, las gorditas, las jóvenes y las viejita— sufrimos de celulitis.

El secreto para eliminar la celulitis (además de todos los trucos y *tips* que te mencioné anteriormente) es hacer ejercicios multidimensionales, que activan los 90 músculos de la parte inferior del cuerpo (incluyendo los más grandes, los de las piernas). Muy pocas rutinas logran activar tantos músculos al mismo tiempo. Es por eso que quiero regalarte un DVD gratis con mis mejores ejercicios para eliminar la celulitis sin necesidad de tener una máquina de ejercicio (visita: www.IMLibro.com/dvd).

REMEDIOS

1. Jugo anticelulitis

Si no tienes tiempo para cocinar o no te gusta agregar muchos vegetales o condimentos a tus platos, un jugo verde es la mejor opción para disfrutar de los beneficios diuréticos y nutrientes de la naturaleza. Este jugo reúne ingredientes potentes para despedirte de la celulitis de forma fácil.

Ingredientes:
-1 pepino
-1 manojo de apio
-1 trocito de jengibre (¾ de pulgada o
 2 centímetros, aproximadamente)
-1 limón o pomelo
-1 taza de perejil
-1 cucharadita de pimienta roja o
 Cayena
-1 vaso de agua

Preparación:
Pela el pepino, lava el apio y el perejil y ponlos en la licuadora.
    Ralla un trocito de jengibre, parte el pomelo en pedazos y añádelos a la licuadora junto con el vaso de agua y, antes de encenderla, agrega la pimienta. Licúa por 60 segundos y bebe en ayunas. Puedes usarlo por tres semanas y descansar una.

2. Piedra alumbre

Es uno de mis remedios caseros favoritos para la celulitis y con el que ya muchísimas de mis fans han visto fabulosos resultados.

⇨

Ingredientes:

-1 barrita de piedra alumbre o *alum stone* (la puedes conseguir en supermercados, mercados naturistas y en plataformas digitales).

Cómo usarla:

Coloca agua en dos recipientes plásticos de un tamaño mediano o pequeño. Parte la barra en dos y tritura cada una por separado. Añádelas al agua y pon los recipientes en el congelador.

Después de bañarte, pasa las barras por las áreas con celulitis (piernas, brazos, estómago, glúteos, etc.) hasta que se derritan. Puedes hacer esto todos los días, ¡realmente es un remedio espectacular!

Mascarillas para combatir la celulitis

3. Café y aceite

Aunque no te recomiendo tomar café, sí que puedes usarlo de otras maneras para eliminar la piel de naranja. Te cuento que es uno de los mejores exfoliantes para la piel; de hecho, gran parte de las costosas cremas disponibles en el mercado contienen cafeína. Esta mascarilla exfoliante la puedes aplicar dos o tres veces a la semana.

Ingredientes:

-2 cucharadas de café molido
-2 cucharadas de aceite de oliva extra virgen o de aceite de almendras

Cómo usarlo:

Mezcla los ingredientes y masajea la piel con movimientos circulares y ascendentes durante cinco minutos en cada zona afectada.

4. Aceite esencial de naranja o de toronja

Utilizar aceite de toronja o naranja ayuda a aumentar la actividad de las glándulas linfáticas, evitándote problemas de mala circulación y, por lo tanto, celulitis. Además, tonifica la piel, reduciendo la flacidez por falta de ejercicio o por la pérdida de peso.

Ingredientes:

-2 gotas de aceite esencial de naranja o toronja

-1 cucharadita de aceite de almendras

Cómo usarlo:

Mezcla el aceite esencial de toronja o naranja con el aceite de almendras y masajea las zonas afectadas con celulitis. Puedes usarlo en la mañana antes de la ducha, dos o tres veces por semana.

5. Extracto de algas

Las algas son excelentes para mejorar la circulación sanguínea, además de aportarle un sinfín de nutrientes a la piel.

Ingredientes:

- ½ taza (unos 100 gramos) de algas arame (eisenia o algas pardas)
- 1 litro de agua (4 tazas)

Cómo prepararlo:

Pon a tostar en una sartén las algas arame. Cuando estén listas, agrégalas a una olla con un litro de agua y déjalas hervir hasta que seque un poco el líquido. Cuélalas bien. Vuélvelas a hervir hasta llegar a reducir el agua a ¼ de litro o una taza. Toma una cucharada sopera de este líquido diariamente durante una semana.

6. Macerado de semilla de aguacate

Se ha comprobado que la semilla del aguacate o palta tiene cualidades poderosas para la belleza y la salud.

Ingredientes:

-4 semillas de aguacate

-1 o 2 cucharadas de aceite de girasol, de oliva o de almendras

Cómo prepararlo:

Corta en pedazos pequeños las semillas de aguacate. Entre más pequeños los trozos, mejor. Ponlos en un procesador de comida hasta hacer una mezcla homogénea. Luego, añade esta pasta a un frasco con el aceite de girasol, de oliva o almendras. Tapa la preparación y déjala reposar en un sitio oscuro y fresco por lo menos durante tres días. Asegúrate de guardarlo luego en la nevera para que no se dañe. Aplícalo en la zona afectada con masajes.

7. Macerado de limón y aceite de oliva

Ingredientes:

-4 o 5 Limones

-1 cucharada de aceite de oliva

-4 tazas de agua

-1 cucharada de bicarbonato de sodio

Cómo prepararlo:

Diluye el bicarbonato de sodio en el agua. Añádele los limones al agua y deja reposar por lo menos 15 minutos para eliminar los pesticidas que puedan estar presentes en las cáscaras.

Retira los limones y pélalos. Pon las cáscaras en un frasco y cúbrelas con aceite de oliva. Deja macerar por lo menos una semana en un sitio oscuro y fresco. Usa esta mezcla en la zona afectada haciendo masajes. Evita usar la mezcla por más de 10 días, ya que los limones después de un tiempo pueden irritar la piel.

8. Baños de sales de mar y algas marinas

Las algas marinas son altas en yodo y ayudan al funcionamiento de la tiroides. Al entrar en tu organismo ayudan a eliminar las toxinas que causan celulitis.

Ingredientes:

-1 taza de sal marina

-1 taza de algas

Modo de uso:

Agrega la sal marina y algas a un baño de tina. O simplemente toma un baño de mar cuando puedas.

9. Vinagre de manzana con tu crema humectante

Ingredientes:

-1 o 2 cucharadas de vinagre
 de manzana

-Crema humectante

Modo de uso:

En un envase combina un poco de crema humectante con el vinagre de manzana. Aplícala en la zona afectada.

10. Mezcla anticelulitis

Ingredientes:

-²⁄₃ de taza de vinagre de manzana

-1 cucharada de miel

-8 onzas de agua

Modo de uso:

Mezcla el vinagre, el agua y la miel. Revuelve y aplica la mezcla en la zona afectada. Enjuaga con agua tibia.

11. Exfoliante de azúcar y café

Esta mezcla elimina el exceso de agua en el cuerpo y además ayuda a metabolizar mejor las grasas.

Ingredientes:

-½ taza de café molido

-¼ taza de azúcar morena

Preparación:

Mezcla ambos ingredientes en un envase. Úsalo como exfoliante haciendo masajes con movimientos circulares cuando estás en la ducha. Realiza este tratamiento durante varias semanas.

8

¡No más acné!
Dale nueva vida a tu piel con
un arsenal natural de belleza

Si existe algo que puede acabar con la autoestima de una mujer de la misma manera que la famosa grasa abdominal es el acné. Lo sé muy bien, porque tanto mi hermana como yo sufrimos muchísimo esa pesadilla en la cara cuando éramos adolescentes. Todas conocemos las horrendas espinillas, granos o barritos, y estoy segura de que también tú has tenido que lidiar con ellos. Y es que pueden llegar a convertirse en un gran problema, del que cuesta mucho deshacerse.

Es muy común que se manifieste en la pubertad, en la adolescencia, en esos "días del mes" e incluso cuando somos adultos, por cambios hormonales o bien por consumir ciertos alimentos.

Es una enfermedad de la piel relativamente común que nos afecta a todas sin importar la edad o la etapa en que nos encontremos. Te sorprenderá saber que hay casos de acné tanto en bebés como en personas ancianas. Generalmente, aparece en la cara, el pecho, la espalda y en los hombros, que son las áreas del cuerpo donde tenemos mayor concentración de glándulas sebáceas (es decir, de grasa). Estas son las glándulas que lubrican y le dan brillo a la piel y el cabello, pero a veces la grasa o el sebo, así como las células muertas, tapan las aberturas o poros por donde las glándulas eliminan la grasa.

Esto puede ocurrir por varias razones:

- El aumento hormonal que ocurre durante épocas como la adolescencia.
- Una alimentación alta en grasas.
- Cambios hormonales durante el embarazo, el ciclo menstrual, la premenopausia o la menopausia.
- Falta de higiene después de hacer ejercicio.
- Uso de anticonceptivos (como las píldoras anticonceptivas) o bien cuando se dejan de usar.
- Predisposición genética.
- Algunos tipos de medicamentos.
- Lociones y/o maquillaje inapropiado.
- Consumo excesivo de proteínas.

¿Demasiada proteína puede causar acné? ¿Cuál es la relación entre las dietas altas en proteínas y los granitos?

Voy a ser clara, todo en exceso es malo, incluso las proteínas. De hecho, te puedo contar que algunos fisiculturistas y participantes de competencias de bikini sufren graves episodios de acné porque consumen grandes cantidades de proteína, pero descuidan el consumo de carbohidratos y grasas buenas.

Si haces una dieta de ese tipo o te alimentas mal, con poca fibra y poca agua, ocurre que todo tu sistema digestivo, desde el hígado hasta los intestinos y el colon, se saturan sin poder digerir toda la

—————————— **TEN PRESENTE QUE...** ——————————

El 80% de la población ha sufrido de acné
en algún momento de su vida.

proteína. Esto causa que los órganos encargados de la "limpieza" del cuerpo entren en un altísimo nivel de estrés, obligando a que el organismo intente eliminar toxinas a través de la piel. ¿Cuál es el resultado? Que tu piel se llena de acné.

Tipos de acné	
Puntos blancos	Son los granos de color blanco que permanecen bajo la superficie de la piel
Pústulas	Granos rojos en la parte inferior con pus en la parte superior
Espinillas/puntos negros	Granos negros que se elevan a la superficie de la piel
Pápulas	Pequeñas protuberancias de color rosado
Quistes o nódulos	Espinillas profundas, dolorosas y llenas de pus que pueden causar cicatrices

La buena noticia es que hay maneras naturales de prevenir, disminuir y eliminar este problema que nos hace sentir tan inseguras. Pon atención:

TIPS

- Elimina por completo todas las frituras de la alimentación, ya que pueden generar una mayor acumulación de grasa.
- Consume pequeñas cantidades de grasas buenas como aguacate, mantequilla de almendras y salmón, pero evita combinarlas en un mismo plato.
- Asegúrate de consumir proteínas magras (pollo, pavo y pescado), de preferencia orgánicas y libres de hormonas.

- Controla el impulso de apretarte los granitos. Además de ser doloroso, puede ser perjudicial porque causa manchas y/o cicatrices en la piel o incluso puede hacer que el acné empeore y se infecte.
- No te laves la cara con agua y jabón. Mucha gente piensa que el acné es el resultado de una mala higiene y, por lo tanto, lo primero que piensan como solución es lavarse la cara con más frecuencia, usando productos más fuertes. Esto en realidad puede irritar o resecar tu piel e, incluso, causar más acné y frustración de la que ya tienes.
- Lo ideal es que te limpies la cara o la zona afectada con agua salada tibia. Esta salmuera suave puede remover el exceso de grasa sin resecarte la piel.
- Lava la zona afectada suavemente y con moderación. Si la frotas demasiado puedes agravar la condición.
- Intenta lavar la zona afectada por la mañana, por la noche y después de hacer ejercicios. Hazlo con un limpiador suave o con agua salada tibia.
- No te toques la piel. Cuando tenemos acné, generalmente nos sentimos tentadas a tocarnos la cara. ¡No lo hagas! Si usas las manos estarás exponiendo la zona afectada a más grasa, impurezas y gérmenes que pueden tapar más los poros y empeorarlo.
- Evita la exposición directa al sol. El tomar sol puede hacer que nos salgan manchas en la piel, especialmente en las zonas afectadas por el acné. Lo mejor es que te mantengas alejada de sus rayos mientras te curas. Además, la mayoría de los medicamentos para el acné hacen que la piel se ponga más sensible y con más probabilidades de quemarse. También ten presente que al evitar (o limitar) tu exposición al sol disminuyes las arrugas y el riesgo de cáncer en la piel.
- Lávate bien el pelo. Debes estar pensando, ¿pero qué tiene que ver una cosa con la otra? Sucede que cuando no limpias bien tu pelo, este acumula grasa y suciedad que termina afectando el rostro, la

espalda, el cuello y el pecho. Lo ideal es que te laves el cabello con champú regularmente.

- Elige con cuidado el maquillaje, las cremas y otros productos de belleza. Muchos de los que hay en el mercado tienen un alto contenido de aceite, que puede causar o empeorar el acné. Asegúrate de usar aquellos que no lo contengan. Un truco para saber cuáles no contienen es buscar la palabra "noncomedogenic" en la etiqueta del producto. Esto significa que el producto está formulado para no tapar los poros.

- Es recomendable ir cada cierto tiempo a un especialista en cuidado de la piel para una limpieza facial u otros tratamientos que puedan contribuir a tener una piel más sana. Una ayudita extra nunca está de más.

- Si el acné es medianamente severo, consulta a un especialista o dermatólogo para que te prescriba tratamientos y productos adecuados para tu tipo de piel, antes de que se convierta en un problema crónico.

Hay tres trucos muy fáciles para los que solo necesitas agua, caliente o fría, y que seguro te van a ayudar:

Abre los poros con vapor
Una manera de limpiar profundamente los poros de toda la suciedad que absorben y acumulan del medioambiente es ayudándoles a que se abran. Hay una forma muy sencilla de hacerlo en casa.

Vas a necesitar:
1 recipiente o tazón mediano
1 toalla suave y limpia
Agua caliente
Agua fría

Cómo prepararlo:

Pon a hervir agua en una olla. Luego, colócala en una mesa o superficie firme. Ponte la toalla tapando la cabeza, para atrapar el vapor, y la cara por encima del recipiente, a una distancia moderada. Déjala allí por unos cinco minutos. Al final, enjuaga con agua tibia y luego agua fría. Puedes repetir este proceso tres veces por semana.

Usa una compresa de agua caliente

Otra alternativa para abrir los poros es aplicar una compresa caliente en el rostro. Esto también te ayudará a eliminar las espinillas.

Asegúrate de enjuagarte la cara con agua fría luego de aplicarla, para cerrar los poros. Evita usar compresas muy calientes o por un periodo muy largo, para evitar que la piel se queme o irrite.

Aplica hielo en la cara antes de acostarte

Si sufres de acné severo y/o con inflamación, puedes ponerte hielo en la zona afectada para disminuir la sensación de ardor e hinchazón de la piel. Además, se cree que el frío ayuda a eliminar las cicatrices causadas por el acné.

──────────────── **REMEDIOS** ────────────────

1. Mascarilla de sábila o *aloe vera*

La sábila es conocida por sus propiedades antinflamatorias y sus grandes beneficios para la salud. Es ideal para curar las cicatrices causadas por el acné y para disminuir la inflamación relacionada con este problema.

Para este remedio solo vas a necesitar un trozo pequeño de cristal de sábila (puedes licuarlo si deseas una consistencia más líquida). Aplícala entera o licuada en la zona afectada dos veces al día. También puedes utilizar jugo de sábila natural que viene en forma de gel. Lo puedes conseguir en la mayoría de supermercados, farmacias y tiendas.

2. Mascarilla de tomate o jitomate

Puedes utilizar el tomate como un tratamiento natural para los puntos negros, para aclarar la piel y abrir los poros. Es ideal si tienes la piel grasa.

Corta un pedazo de tomate y frótalo directamente sobre tu piel. Deja que actúe por aproximadamente 15 minutos. Luego, enjuaga con agua fría.

3. Mascarilla de miel y canela

Ingredientes:

-3 cucharadas de miel

-1 cucharadita de canela en polvo

Modo de uso:

Haz una pasta mezclando la miel y la canela en polvo. Aplícala sobre los granitos antes de acostarte a dormir. A la mañana siguiente, lávate la cara con agua tibia. Puedes usar este remedio durante dos semanas.

4. Mezcla de cilantro y cúrcuma

Es una combinación muy efectiva contra las espinillas y puntos negros. Mezcla unas hojas de cilantro con una pizca de cúrcuma en polvo en la licuadora (o usando un extractor de jugos). Aplica esta combinación después de lavarte la cara y antes de ir a dormir. Si no te gusta el cilantro, lo puedes remplazar por menta.

5. Hierba, pasto o germinado de trigo

Algunos estudios sugieren que consumir jugo de pasto o germinado de trigo (*wheatgrass*) todos los días puede eliminar el acné debido a sus propiedades desintoxicantes que, al limpiar el organismo, ayudan también a mejorar la complexión de la piel.

6. Mascarilla de huevo con miel

Es un excelente y sencillo remedio casero para eliminar el exceso de grasa en el rostro.

⇨

Ingredientes:

-1 clara de huevo

-1 cucharada de miel de abeja

Modo de uso:

Pon la clara de huevo en la licuadora y bate hasta que se espese. Luego, agrégale la miel y vuelve a mezclar. Aplica esta mascarilla sobre la cara dejándola actuar por unos 20 minutos. Al finalizar, enjuaga con agua tibia. Puedes hacerlo una vez a la semana.

7. Aceite del árbol de té

Este aceite tiene propiedades naturales que combaten la inflamación sin dañar ni resecar la piel. Una solución de 5% de aceite de árbol de té es menos irritante que el famoso medicamento para el acné conocido como peróxido de benzoilo al 5%. Puede ser tan eficaz contra el acné como el producto químico, aunque puede tomar un poquito más de tiempo en hacer efecto.

Ingredientes:

-Extracto de árbol de té

-Extracto de avellana de la bruja (witch hazel)

Modo de uso:

En un recipiente, mezcla unas gotas de aceite de árbol de té con unas 20-40 gotas de extracto de avellana de la bruja. Aplícalo a la zona afectada utilizando un hisopo de algodón. Usa este remedio no más de dos veces al día, ya que puede resecar la piel y empeorar el acné.

8. Té verde

El té verde contiene compuestos antimicrobianos y antioxidantes que pueden ayudar a combatir el acné.

Ingredientes:

-1 bolsita de té verde

-1 taza de agua

Preparación:

Pon agua al fuego y añádele la bolsita de té cuando hierva. Deja enfriar. Quítate el maquillaje y usa el té para enjuagar la cara.

9. Mascarilla de miel y avena

Las propiedades antibióticas de la miel pueden ayudar a combatir el acné.

Ingredientes:

-½ taza de miel

-1 taza de avena (en hojuelas o molida)

Preparación:

Muele la avena (si está en hojuelas). Luego, mézclala con la miel. Aplica esta pasta en la zona afectada y déjala actuar por unos 30 minutos.

10. Mascarilla de menta, avena y yogurt

La menta puede ayudar a eliminar la grasa que obstruye los poros y ayudar a disminuir los granitos antes de que empeore el acné.

Ingredientes:

-2 cucharadas de menta fresca finamente picada

-2 cucharadas de yogurt natural

-2 cucharadas de avena

Preparación:

Bate todos los ingredientes en la licuadora hasta formar una mezcla homogénea. Aplícala en el rostro y zonas afectadas. Déjala actuar por unos 10 minutos y enjuaga con agua.

11. Té de equinácea

Esta planta tiene propiedades antibacterianas y antiinflamatorias que pueden ayudar a combatir el acné.

Ingredientes:

-1 bolsita de té de equinácea

-1 taza de agua

Preparación:

Hierve el agua y luego añádele la bolsita de té. Déjala enfriar. Sumerge un paño dentro del té y úsalo para lavarte la cara. Repite diariamente hasta acabar con los granitos. Debes usar siempre un paño o toalla limpia y seca.

12. Mascarilla de aspirina

La aspirina puede secar las espinillas y reducir la inflamación debido a su contenido de ácido salicílico.

Modo de uso:

Muele una pastilla de aspirina y mézclala con una gotita de agua para formar una pasta. Si necesitas más cantidad, puedes disolver cuatro pastillas de aspirina en dos cucharadas de agua. Aplica la mezcla en la zona afectada. Déjala actuar por unos 10 minutos y enjuaga.

13. Vinagre de sidra de manzana

Contiene ácidos láctico y málico que exfolian y ayudan a reducir el acné.

Modo de uso:

Aplica el vinagre de manzana directamente en una bola de algodón y ponla en la zona afectada. Asegúrate de agitar bien el vinagre de manzana antes de cada uso. No necesitas enjuagar.

14. Ácidos grasos omega-3

Las propiedades antiinflamatorias de los ácidos grasos omega-3 pueden combatir el acné.

Modo de uso:

Puedes tomar un suplemento de omega-3 que contenga aceite de pescado. También puedes añadir más salmón, atún, semillas de linaza y nueces a tu alimentación.

9

Retención de líquido...
¡Déjalo ir!

¿Te ha pasado que, después de trabajar duro en el gimnasio durante toda una semana, te sientes con la libertad de tomar un pequeño descanso y comerte todo lo que te ponen en el plato, beberte unas copas y hasta probar un rico postre? Pero al día siguiente, cuando te levantas, te duele la cabeza, tienes el cuerpo hinchado y te sientes como un globo repleto de agua... Eso es, mi hermosa, lo que se llama hinchazón o retención de líquidos y sus efectos no se hacen esperar.

La retención de líquidos es la manera en que tu cuerpo trata de mantener el líquido que necesita para funcionar. Pero a veces pierde el equilibrio, haciendo que no expulses toda el agua que necesitas, y es también una de las razones por la que quizá no consigues un abdomen plano a pesar de comer como un pajarito y matarte en el gimnasio. En algunos casos es algo normal, especialmente en mujeres que están atravesando cambios hormonales como la menopausia o el embarazo.

Puedes retener hasta seis libras y media de agua diariamente, dependiendo de:

• La cantidad de líquido que bebas.

• El tipo de alimentos que ingieras y,

• La cantidad de horas de ejercicio que realices.

Si estás aumentando entre media libra y seis libras en un día, es posible que estés reteniendo agua.

Factores que causan la retención de líquidos	
Factores fisiológicos	Factores externos
Inflamación	Alimentos altos en sal o procesados
Problemas circulatorios	Sedentarismo
Enfermedades de ciertos órganos como la piel, el corazón, el colon, etcétera.	Usar ropa muy apretada
Cirrosis	Factores climáticos
Cáncer	Medicamentos
Problemas renales	Estrés Insuficiente consumo de agua Consumo de alcohol

TEN PRESENTE QUE...

El consumo recomendado de sodio en los Estados Unidos es de 2,300 mg (el equivalente a una cucharadita). Se calcula que el estadounidense promedio consume entre 3,000 y 3,500 mg de sal todos los días, contribuyendo a la acumulación de líquido, entre otros problemas de salud.

Antes desesperarte y pensar que estás condenada a convivir con la hinchazón, te voy a enseñar mis mejores trucos y recetas para que regreses de inmediato a la normalidad y puedas continuar con tu meta de ser más saludable.

TIPS

- Bebe más agua. Puedes pensar que estoy loca, ¿cómo beber más agua cuando lo que queremos es expulsar líquido del cuerpo? Te cuento que es una de las mejores soluciones para acabar con este problema, ya que el agua facilita la movilización del líquido estancado dentro del organismo.
- Reduce el consumo de sal o sodio. El exceso de sal es una de las principales causas de retención de líquidos, haciéndote sentir y lucir hinchada. Cuando consumes mucho sodio, haces que el cuerpo active un mecanismo de defensa y retenga líquido.
- Evita alimentos enlatados o empacados. Muchos de los alimentos que compras en el supermercado, como enlatados, embutidos, salsas, aderezos, comidas precocinadas, palomitas y algunos quesos, tienen un alto contenido de sodio. Fíjate muy bien en lo que dicen las etiquetas para verificar la cantidad de este mineral y busca productos frescos y naturales, sin sales añadidas.
- Adereza y cocina tus alimentos con sazones que no contengan sal y que contengan hierbas aromáticas y especias como ajo, canela, pimienta y albahaca fresca.
- Mantente activa, siempre en movimiento. Si pasas mucho tiempo sentada o de pie haces que tu cuerpo acumule agua en las piernas. Una manera sencilla y muy efectiva de combatir la retención de líquido es realizar actividades que las mantengan en movimiento, facilitando la circulación de la sangre y de líquido.

- Practica natación. Muchos expertos aseguran que este ejercicio, en el que tienes que mantener una posición horizontal, ayuda a que el cuerpo distribuya mejor los líquidos en el cuerpo.
- Consume alimentos ricos en potasio como pollo, habas, yogurt, salmón, brócoli, arvejas, camote (batata), calabaza, nueces, kiwi, entre otros. Este mineral ayuda a combatir el exceso de sodio en el cuerpo, facilitándole el equilibrio necesario para que no retenga líquidos.
- Usa ropa holgada. Es cierto que a muchas mujeres nos gustan las prendas bien ceñidas al cuerpo para poder mostrar nuestras curvas. Pero los pantalones, camisas, ropa interior o medias muy apretadas pueden cortar o interrumpir la circulación de la sangre y de los fluidos. Trata de vestirte con ropa cómoda que no cause presión en el cuerpo.
- Consume alimentos diuréticos. Está comprobado científicamente que existen ciertos alimentos con el poder de evitar el exceso de agua en el organismo. El perejil, la cola de caballo, el ajo, el diente de león (*dandelion*), los arándanos agrios (*cranberries*) son algunos de ellos.
- Eleva la zona afectada. Esto te puede ayudar a disminuir la retención de líquidos rápidamente. Por ejemplo, si el líquido te inflama las piernas, trata de levantarlas sobre la cama cuando estés durmiendo o descansando y pon una plataforma bajo el escritorio mientras trabajas.
- Ve al sauna o a un baño turco. Pueden relajar tu cuerpo y ayudarlo a eliminar el exceso de agua y las toxinas acumuladas.
- Disminuye el consumo de azúcar y harinas refinadas. Estas hacen que los niveles de insulina aumenten y, a su vez, disminuye la velocidad en que eliminas sodio del cuerpo.

- Aumenta la ingesta de magnesio. He leído varios estudios en los que se ha demostrado que su consumo combate la retención de líquidos en mujeres con síndrome premenstrual.
- Utiliza rodillos. Si masajeas el cuerpo con un rodillo o con las manos, puedes ayudarte muchísimo a estimular la circulación en las zonas afectadas por la acumulación de líquido, reduciéndolo y ayudando a expulsarlo del organismo.

REMEDIOS

A continuación, te voy a enseñar mis más sencillas pero eficaces fórmulas con ingredientes diuréticos para combatir la retención de líquidos y la hinchazón producida por esta.

1. Jugo verde de puerros

Los puerros son una de las mejores fuentes de vitaminas A y C, excelentes para ayudarte a limpiar el organismo, combatir la inflamación y restaurar el equilibrio del pH de tu cuerpo. Te recuerdo que un cuerpo alcalino pierde peso más rápido.

Ingredientes:
-3 ramos de puerros
-1 litro de agua
-1 limón verde o amarillo (zumo)

Preparación:
Lava los puerros cuidadosamente, córtalos y déjalos hervir en un litro de agua por 20 minutos. Luego, sácalos del fuego y exprime el limón. Cuela el agua y guárdala en un recipiente de vidrio. Bébela en el transcurso del día por tres semanas y descansa 15 días.

2. Batido de diente de león (*dandelion*) y pera

Es una combinación potente y poco conocida para eliminar la retención de líquido. El diente de león es un poderoso diurético y la pera contiene minerales que también ayudan a prevenir la acumulación de agua.

⇨

Ingredientes:

-1 cucharadita de diente de león

-1 pera

-1 taza de agua

Preparación:

Pon el agua en una olla y cuando hierva agrégale el diente de león. Deja hervir durante 10 minutos. Luego, retira del fuego y déjala enfriar. Pela la pera, sácale las semillas y córtala en pedazos pequeños. Mezcla en una licuadora el agua de diente de león y la pera. Bébela de inmediato.

3. Infusión de cola de caballo

La cola de caballo es un poderoso diurético. Su efecto es tan potente que los fisiculturistas la utilizan para eliminar agua del cuerpo cuando se preparan para una competencia.

Ingredientes:

-Un puñado de ramas de cola de caballo

-1 taza de agua

Preparación:

Agrega la cola de caballo al agua, ponla a fuego medio y deja que hierva tapada por cinco minutos. Apágala, cuélala y déjala enfriar un poco. Puedes agregarle una cucharadita de miel para darle sabor. Bébela en ayunas por el tiempo que desees.

4. Bebida diurética y desintoxicante de arándanos

Esta preparación es ideal para desintoxicar el cuerpo y quemar grasa durante todo el día. Si no lo sabes, el diente de león ayuda a mantener el correcto funcionamiento del hígado y actúa como diurético, lo que te permite eliminar y limpiar el organismo de toxinas.

Ingredientes:

-1 o 2 cucharadas de jugo
 de arándanos
-1 limón
-1 manojo de diente de león
-1 litro de agua hirviendo

Preparación:

Pon todos los ingredientes en un frasco de vidrio o en un recipiente que pueda resistir el calor. Agrega el agua hirviendo. Déjala reposar. Puedes ponerlo en la nevera o dejarlo a temperatura ambiente. Tómala durante todo el día y por el tiempo que desees.

5. Fórmula con regaliz

Esta raíz de sabor dulce tiene un poderoso efecto diurético y digestivo que la convierte en una buena aliada si quieres adelgazar y combatir la retención de líquido.

Ingredientes:

-4 cucharadas pequeñas
 de polvo de raíz de regaliz o
 56 gotas de regaliz en líquido.
 Si la consigues en forma de
 raíz, puedes usar tres o cuatro
 pedazos pequeños.
-1 litro de agua

Preparación:

Hierve el agua por un par de minutos y luego agrégale la regaliz. Si usas la raíz déjala reposar por 15-20 minutos. Si usas el polvo o gotas, déjalas reposar entre 5 y 10 minutos. Tapa la olla. Si usas la raíz, cuélala. Guarda en un frasco resistente al calor. Tómala en el transcurso del día por el tiempo que desees. Puedes tomar hasta dos tazas diarias.

6. Té de ortiga

Es otro de los buenos remedios naturales para regular los excesos de líquido en el cuerpo y proteger los riñones. La ortiga tiene la facilidad de aumentar la producción de orina debido a la clorofila, el potasio y los ácidos orgánicos que contiene.

Ingredientes:

-1 taza de agua
-1 cucharadita de ortiga

Preparación:

Hierve una taza de agua, agrégale una cucharadita de la planta y déjala reposar por unos minutos. Toma tres tazas al día de esta infusión durante una semana.

7. Infusión con semillas de hinojo

Estas semillas tienen un efecto diurético suave; además, pueden mantenerte alerta y despierta ¡sin necesidad de consumir cafeína! Yo recomiendo usar las semillas o la planta, pero también se puede conseguir en forma de té. Si decides usarla de esta manera, asegúrate de seleccionar uno que sea orgánico.

Ingredientes:

-1 litro de agua
-2 cucharadas de semillas de hinojo crudo

Preparación:

Pon a hervir el agua. Cuando esté en ebullición, añádele las semillas de hinojo y apaga el fuego inmediatamente. Tapa la olla y deja que se enfríe a temperatura ambiente. Cuélala y ponla en un frasco de vidrio. Bébela durante el día, por el tiempo que quieras.

8. Batido verdeamarillo

Con este licuado puedes eliminar los líquidos que sobran en tu organismo, gracias al poder diurético de la piña, el apio y el perejil. Te ayuda a bajar de peso, además de regular la digestión gracias al alto contenido de fibra del apio, la piña y las semillas de linaza.

Ingredientes:

-1 taza de piña en cuadritos
-1 manojo de perejil
-1 manojo de apio
-1 limón verde o amarillo (zumo)
-1 cucharada de semillas de linaza
-1 vaso con agua

Preparación:

Antes de prepararlo, lava cuidadosamente la piña, el apio y el perejil. Exprime el zumo de limón en un recipiente aparte. Mezcla todos los ingredientes en una licuadora por 60 segundos. Sírvelo y bébelo de inmediato. Toma este jugo una vez al día, en ayunas. Úsalo por tres semanas y luego descansa por 15 días.

9. Té de cáscara de piña

Una bebida muy recomendada para las mujeres antes de someterse a una cirugía o cuando tienen inflamación corporal. La cáscara de piña tiene las mismas propiedades que la fruta, gracias a una enzima llamada bromelina. Por lo tanto, es un excelente diurético que te ayuda a eliminar el exceso de líquidos, de grasa y a desintoxicar el cuerpo. Además, es un antiinflamatorio natural y te ayuda en los procesos digestivos.

Ingredientes:
-Cáscara de una piña
-1 litro de agua

Preparación:
Hierve el agua y agrégale la cáscara de piña previamente lavada. Déjala hervir por unos 10 minutos aproximadamente. Luego, déjala reposar por otros tres minutos. Cuela el líquido y disfruta de esta rica infusión. Puedes guardarla en la nevera si la deseas fría. Tómala en el transcurso del día, comenzando en ayunas. Puedes tomarla por el tiempo que quieras.

10. Agua de perejil

Es una de mis armas secretas cuando me siento un poco hinchada o simplemente quiero darle un impulso a mi metabolismo. El perejil posee propiedades diuréticas, mejora el sistema digestivo y facilita la eliminación de toxinas. Además, contribuye al equilibrio hormonal, que muchas veces es la razón por la que el cuerpo acumula grasa difícil de quemar.

Ingredientes:
-1 manojo de perejil
-1 litro de agua

Preparación:
Hierve el agua. Añade el perejil. Deja reposar por siete minutos. Cuélala y sírvela. La puedes tomar tibia o fría.

11. Agua de apio

Una receta natural que ayuda a desintoxicar tu organismo con un ingrediente muy fácil de conseguir en los supermercados: el apio. Además de ser diurético, te ayuda a sentir saciedad con menos comida, regula tu organismo, calma tu ansiedad y elimina toxinas de tu cuerpo.

Ingredientes:
-4 ramas de apio
-1 litro de agua

Preparación:
Corta las ramas de apio en trocitos. Hierve el agua y agrégale el apio. Déjala reposar por 10 minutos y luego sírvela en un envase de vidrio, que sea resistente al calor. Puedes guardar el agua en la nevera si deseas. Tómala por tres semanas durante todo el día, comenzando en ayunas.

Nota: si estás embarazada, te recomiendo que antes consultes a tu médico.

12. Agua de espárragos

¿Has oído del agua de espárragos? Este alimento tiene muchas propiedades, entre ellas la de ser rica en nutrientes y vitaminas, brindarte protección extra contra el cáncer y ser un potente diurético natural. Lo mejor es que ayuda también a la fluidez del sistema urinario y es especialmente bueno si sufres de presión arterial alta.

Ingredientes:
-1 litro de agua
-10 espárragos

Preparación:
Hierve el agua con los espárragos durante cinco minutos. Luego, cuélala y viértela en un envase resistente al calor. Bebe dos tazas diarias, una en ayunas y otra en la tarde. Tómala por tres semanas y luego descansa.

13. Jugo diurético "picoso"

Como te dije antes, la piña, además de ser deliciosa, tiene un alto contenido de agua y por eso ayuda a que el cuerpo expulse el exceso de líquido acumulado. Sumado al resto de ingredientes como jengibre y pimienta, potencia sus cualidades y resulta una bebida sabrosa.

Ingredientes:

-1 taza de piña

-2 limones (verdes o amarillos)

-2 centímetros de jengibre

-1 cucharadita de pimienta Cayena

-1 taza de agua

Preparación:

Lava cuidadosamente la piña y el limón, pélalos y pícalos en trozos. Aparte, pela el jengibre y, con un rallador, saca dos centímetros (no uses más de esa cantidad). Agrega una cucharadita de pimienta Cayena. Pon todos los ingredientes en una licuadora y licúa por 60 segundos. Toma este jugo una vez al día, en ayunas o en cualquier momento del día, pero antes de las 4:00 p.m. Úsalo por tres semanas, descansa por 15 días y, si deseas, vuelve a empezar.

10

¿Estreñimiento? ¡Para de sufrirlo! Libera tu cuerpo naturalmente

¿Te ha pasado que llevas días sintiéndote pesada, vas al baño y, por más que intentas, nada ocurre? Te frustras y comienzas a buscar soluciones extremas como laxantes o lavados intestinales, que lo único que te causan es mucho dolor y daño. Luego viene la peor parte: cuando finalmente sientes ganas de ir al baño, parece que el mundo se va a acabar, de lo mal que ocurre todo el proceso, deján-dote agotada, dolorida y sin fuerzas, porque junto a los deshechos del cuerpo se van también los nutrientes.

Lo peor es que la solución es pasajera, ya que después de algunos intentos deja de funcionar, pues el cuerpo se acostumbra a esos laxan-tes o lavados que lo estimulan de manera artificial. Y es que a veces ir al baño puede convertirse en una tortura cuando el intestino no está funcionando como corresponde.

En esos horribles días en que estás estreñida, lo único que emerge de tu cuerpo son molestos gases. Te sientes pesada, de mal humor... No eres la única. El estreñimiento es un padecimiento común. Según estudios, 40% de las mujeres lo sufrimos y nos ocurre con más fre-cuencia que a los hombres.

El estreñimiento sucede cuando el cuerpo no puede expulsar los desechos de alimentos y estos se acumulan y atascan en el intestino, lo cual puede causar:

- Inflamación.
- Acumulación de toxinas.
- Fisuras en el ano o en los intestinos.
- Problemas del colon.
- Peritonitis (inflamación de la membrana que cubre la superficie interior del abdomen, lo cual provoca dolor abdominal, entre otros síntomas).

Las principales causas del estreñimiento son:

- No comer suficiente fibra.
- No incluir suficientes líquidos.
- No hacer ejercicio.
- No ir al baño cuando sientes ganas de hacerlo.
- Tomar medicamentos.
- Enfermedades como el síndrome de intestino irritable o tumores.

Como si fuera poco la pesadez y el dolor que sufres, el no ir al baño con regularidad puede además ser el culpable de que no bajes de peso, pues hace que se ralentice el metabolismo y que tu abdomen se vea hinchado.

TEN PRESENTE QUE...

El estreñimiento es un problema bastante común. Se calcula que al menos 20% de los estadounidenses lo sufren, y en especial las mujeres.

Pero no te preocupes, en la naturaleza existen muchos alimentos con cualidades laxantes que pueden ayudar a combatir este padecimiento y que, al contrario de los productos químicos, no afectan el hígado, ni tienen consecuencias para el cuerpo.

En este capítulo te revelaré todos mis mejores *tips*, trucos y remedios para aliviar el estreñimiento.

TIPS

- Consume a diario alimentos con alto contenido de fibra como frutas (papaya, naranja) y vegetales como los espárragos. Ingiere, sobre todo, alimentos que contienen bastante fibra soluble (manzana, mango, ciruela, zanahorias, pepino, puerro, etc.) y aquellos con fibra fermentada (pepinillos o yogurt, por ejemplo).
- Toma agua tibia con limón antes de dormir y al despertarte.
- Acostúmbrate a masticar los alimentos lentamente, pues te ayudará a la digestión y, de paso, te hará disfrutar más y comer menos.
- Consume alimentos prebióticos como la cebolla y el ajo, que pueden ayudar a la digestión y crear un balance en el intestino, aliviando de esa manera el estreñimiento.
- Utiliza condimentos como comino, pimienta negra y cardamomo. Además de darles un gran sabor a las comidas, mejoran la digestión y contribuyen a expulsar toxinas y restos de comida que tu cuerpo no necesita.
- Toma citrato de magnesio con moderación. Es un compuesto formado por magnesio y ácido cítrico que posee una acción laxante y es muy recomendado para las personas que van a someterse a una cirugía. No tomes demasiado porque puede provocar diarrea.
- Come ciruelas pasas dos veces al día. Suma alrededor de siete ciruelas a tu ingesta diaria de alimentos. Debido a su contenido de

sorbitol, un laxante natural, estas frutas te ayudan a evacuar más fácilmente.

- Evita el consumo de comidas fritas y también de vegetales como el repollo, la coliflor y la papa y nueces como el maní, que favorecen el estreñimiento.

- Elimina el cigarrillo, el café y el alcohol.

- Bebe más agua. Asegúrate de tomar por lo menos entre siete y ocho vasos de agua al día. Algunos estudios han encontrado que el agua con gas es más efectiva que el agua regular para aliviar el estreñimiento. Lo mismo si padeces de síndrome del intestino irritable, beber más agua ayuda a contrarrestarlo.

- Ejercítate más. Se ha comprobado que la actividad física disminuye los síntomas de estreñimiento.

- Incluye probióticos. Estos productos ayudan a aumentar la frecuencia de los movimientos intestinales y mejoran la consistencia de las heces. Los puedes adquirir por medio de la comida (yogurt, kéfir, chocolate amargo, etc.) o agregándolos como suplementos. Debes consumirlos durante al menos cuatro semanas para notar sus efectos.

- Consume fideos shirataki o toma un suplemento de glucomanano (una fibra soluble). Estos funcionan como prebióticos y mejoran el equilibrio de las bacterias en el intestino. En el caso del glucomanano, es muy importante que bebas bastante agua, ya que la absorbe y hace que el estómago se hinche. Esto te ayudará también a perder peso, ya que aumenta la sensación de saciedad.

- Evita a toda costa los lácteos. Ser intolerante a los lácteos o la lactosa puede causar estreñimiento en algunas personas. Prueba eliminarlos de tu alimentación durante una semana para ver si mejora tu digestión. Asegúrate de añadir otros alimentos ricos en calcio como vegetales para suplir esa baja.

- Consume grasas buenas, ya que además de ser un aporte para las hormonas también propician la movilidad intestinal.
- Consume comidas fermentadas, que contribuyen a tener una buena flora intestinal en el colon, lo que ayuda a combatir el estreñimiento. Algunos ejemplos son: coles de Bruselas, cebollas, hongos, bayas, peras y manzanas.

Si el problema es crónico, persistente o es muy recurrente, debes acudir a un médico para recibir el tratamiento correcto.

> Los mayores "delincuentes" que causan estreñimiento: trigo, lácteos y granos.

REMEDIOS

1. Mezcla de ajo y linaza

Esta bebida limpia el intestino de todas las impurezas, gracias a que la fibra de la linaza regula el movimiento intestinal y ayuda a que los desechos se muevan con facilidad.

Ingredientes:

-2 dientes de ajo

-1 cucharada de linaza

-1 taza de agua

Preparación:

Pela los ajos. Mézclalos con la linaza y el agua en una licuadora. Asegúrate de no licuarlos por más de 60 segundos. Tómate este remedio aproximadamente dos horas antes del momento en que quieras ir al baño. Úsalo por un mes.

Ojo: intenta comenzar con esta bebida un fin de semana o en un momento del día que estés en tu casa, ya que al inicio puede tener un efecto fuerte y laxante.

2. Jugo de papaya y avena

Agiliza el tracto intestinal, evitando enfermedades estomacales como la gastritis.

Ingredientes:

-1 taza de papaya picada (incluye
 algunas semillas de la papaya)
-1 cucharada de linaza
-2 tazas de agua
-2 cucharadas de avena cruda
-1 cucharadita de miel

Preparación:

Pon todos los ingredientes en la licuadora y mézclalos muy bien. Bebe el batido en ayunas durante una semana y
disfruta de sus propiedades.

3. Infusión laxante

Es una gran manera de facilitar los movimientos intestinales, manteniendo los residuos y las toxinas fuera de tu sistema.

Este laxante natural te ayudará a decirle adiós al estreñimiento y a eliminar todos los deshechos gracias a la sábila. Además, el jengibre es un digestivo natural que
facilitará que los intestinos no tengan que trabajar más de lo normal.

Ingredientes:

-1 vaso de agua
-1 cucharada de jugo de limón
-1 cucharada de jengibre rallado
-1 cucharada de miel
-3 cucharadas de jugo de sábila
 (*aloe vera*)

Preparación:

Agrega el jugo de *aloe vera*, el jugo de
limón, el jengibre rallado y la miel al
vaso de agua. Mezcla bien durante un
minuto. Lo mejor es tomar esta bebida
temprano en la mañana, con el estómago vacío.

4. Semillas de fenogreco (alholva o *fenugreek*)

Además de aportar sabor a los curris, esta especia asiática de alto contenido nutritivo parecida a la cúrcuma pero más amarga es de gran ayuda para mejorar la evacuación del cuerpo.

Ingredientes:

-2 cucharaditas de semillas de
 fenogreco
-1 taza de agua

Preparación:

Deja remojando las semillas de fenogreco toda la noche. Bebe el agua en la
mañana, apenas despiertes.

5. Perejil y jengibre

Esta combinación tiene un efecto laxante en el cuerpo.

Ingredientes:

-1 cucharada de perejil en polvo
-1 cucharada de jengibre rallado
-1 taza de agua

Preparación:

Pon agua en una olla al fuego. Cuando
hierva, añádele el perejil y deja reposar
por cinco minutos. Agrégale el jengibre.
Deja reposar unos minutos. Revuelve y
bébelo. Toma todos los días.

6. Jarabe de ciruelas y dátiles

La abundancia de fibra y el poder laxante de ambas frutas te ayudan a terminar con
el estreñimiento de manera efectiva y deliciosa.

Ingredientes:

-5 tazas de agua
-5 ciruelas
-5 dátiles

Preparación:

Pon a hervir el agua en una olla. Corta
las ciruelas y los dátiles a la mitad. Aña-
delos al agua cuando esté hirviendo.
Deja hervir por 15 minutos. Retira del
fuego. Toma una cucharada de la mezcla en ayunas.

7. Laxante casero con diente de león

El diente de león tiene un efecto laxante suave que ayuda a regular las idas al baño
sin dolor ni molestia.

⇨

Ingredientes:

-1 cucharada de diente de
 león (seca)
-1 taza de agua

Preparación:

Pon el agua en una olla a fuego medio. Cuando alcance el punto de ebullición, añádele el diente de león. Deja que repose aproximadamente tres minutos, sin apagar el fuego. Pasado ese tiempo, apágalo y tapa la olla. Deja reposar unos cinco minutos y cuela el agua. Bébela en el transcurso del día por el tiempo que desees.

8. Remedio de cáscara sagrada

La cáscara sagrada tiene ácido crisofánico, el cual estimula la pared del colon, facilitando ir al baño. Además, contiene una sustancia llamada emodina, que controla la acción del ácido crisofánico, lo que produce un efecto laxante suave.

Ingredientes:

-3 tazas de agua
-1 cucharada de corteza de
 cáscara sagrada

Preparación:

Pon el agua al fuego. Cuando esté en su punto de ebullición, agrégale la cucharada de cáscara sagrada y déjala hervir por 15 minutos. Apágala y ponla a enfriar. Bebe de una a dos tazas antes de acostarte por 10 días.

9. Jugo verde para el estreñimiento

Ingredientes:

-1 col rizada (*kale*)
-1 puñado de espinacas
-1 trocito de jengibre
-1 manzana verde
-1 pepino verde
-1 rodaja de piña
-1 cucharada de linaza
-2 tazas de agua

Preparación:

Pon todos los ingredientes en la licuadora y ya está ia disfrutarlo! Toma este delicioso jugo en las mañanas, con el estómago vacío.

10. Semilla de carambola o fruta estrella

Ingredientes:

-¼ taza de semillas de carambola

-1 taza de agua

Preparación:

Deja remojando en agua las semillas de carambola toda la noche. En la mañana, apenas despiertes, bebe el agua. Repítelo a diario, mientras lo necesites.

11. Jugo alto en fibra

Como ya sabes, la fibra ayuda con la movilización de los alimentos por los intestinos y de esa manera colabora a su expulsión. Y un jugo como este es una excelente manera de aportarle una dosis extra de fibra a tu cuerpo.

Ingredientes:

-½ toronja

-½ manzana verde

-1 puñado de col rizada (*kale*)

-½ pepino verde

-1 puñado de espinacas

-1 cucharada de linaza

-1 taza de agua

Preparación:

Pon todos los ingredientes en la licuadora y ya está ia disfrutarlo! Toma este jugo en las mañanas, con el estómago vacío.

12. Aceite de ricino

Es uno de los secretos para mejorar la evacuación del cuerpo que ya conocían muy bien nuestra abuelas. Y es que su poder laxante es maravilloso, además de que posee la propiedad de lubricar las paredes de los intestinos sin eliminar la humedad.

Modo de uso:

Toma dos cucharadas en ayunas.

13. Miel de abeja

La miel es un alimento prebiótico que ayuda a las bacterias benéficas necesarias en el sistema digestivo para que funcione adecuadamente, ayudando al metabolismo y a procesar los alimentos.

Modo de uso:
Toma una cucharada antes de dormir y otra al despertarte.

14. Jugo para mover el tracto digestivo

Ingredientes:
-1 penca de sábila pelada y picada
-1 taza de papaya
-½ limón
-1 cucharada de semillas de chía
 remojadas
-1 taza de agua

Preparación:
Dejar reposar las semillas de chía en agua por 15-30 minutos. Luego, pon todos los ingredientes en la licuadora y ya está listo para disfrutar. Tómalo en las mañanas con el estómago vacío.

11

Estrés, el enemigo silencioso que te engorda y enferma lentamente

Muchas mujeres como tú y como yo nos pasamos el día corriendo de un lado a otro, revisando el teléfono mientras nos maquillamos, preparando a los niños para la escuela, organizando sus meriendas, llevándolos a la escuela, a sus citas médicas y trabajando todo el día. El estrés controla nuestra vida y lo sufrimos todos los días intentando cumplir nuestras tareas. Y entre toda esa montaña de tareas y responsabilidades, a veces, se nos puede incluso olvidar alimentarnos.

Durante mucho tiempo yo también lo sufrí. Los problemas financieros que pasamos mi esposo y yo, los cambios de ciudad, el inicio de nuestro negocio, las responsabilidades con mis hijas en distintas edades... Todo eso me obligaba a cumplir con tantas actividades que fui dejando de lado los horarios de comida y, cuando por fin tenía

---

TEN PRESENTE QUE...

Según una encuesta realizada por la Asociación Americana de Psicología, 1 de cada 4 estadounidenses califica su nivel de estrés como ocho o más en una escala de 10 puntos.

tiempo, comía lo primero que tenía a mano. Eso me llevó a desarrollar fatiga adrenal. Y es que este síndrome está directamente relacionado con el estrés.

El estrés es un enemigo que descontrola el buen funcionamiento de las hormonas porque pone al organismo en un estado de alerta permanente que induce a ganar peso.

Te explico: cuando estás bajo tensión, el cuerpo segrega cortisol, la famosa hormona del estrés, la cual moviliza la grasa del organismo a nada más ni nada menos que tu zona abdominal. Sí, así como lo leíste, el estrés está directamente vinculado con la odiosa grasa abdominal. Y entre más estrés tengas, más propensa serás a tener barriguita y a tener mayor riesgo de sufrir diversas enfermedades, entre ellas:

- **Enfermedades coronarias.** El estrés eleva la presión sanguínea y desequilibra los niveles de colesterol, dos factores de riesgo muy importantes para desarrollar problemas cardiovasculares.
- **Problemas de la piel.** Quizá nunca padeciste de acné cuando eras adolescente y, sin embargo, ahora de adulta lo tienes solo por estrés excesivo. El estrés también puede provocar rosácea y pérdida de cabello, entre otros problemas de piel relacionados.
- **Enfermedades digestivas.** La famosa gastritis y el colon irritable.
- **Problemas menstruales.** Las alteraciones de las hormonas son una consecuencia directa del estrés, que puede provocar desde esterilidad hasta exceso de menstruación, amenorrea (falta de menstruación) y otras irregularidades.
- **Problemas de salud mental.** La depresión, el insomnio y los ataques de pánico, entre otros, son manifestaciones muy comunes entre las mujeres sometidas a periodos largos de estrés.

Ojo si estás experimentando alguna de estas.

El efecto negativo del estrés en el cuerpo ha sido bien documentado en estudios científicos de todo el mundo, ya que, lamentablemente, es un mal muy común. Pero puedes reducir las posibilidades de desarrollar esa gran cantidad de problemas de salud con estos consejos para mantener el estrés bajo control.

TIPS

- Identifica los hábitos, actividades y situaciones que aumentan tus niveles de estrés y evítalos en la medida de lo posible.
- Busca el lado positivo a cada dificultad que atravieses. Sé que se dice más fácil de lo que resulta, pero recuerda que existe la posibilidad de crecimiento hasta en los momentos más difíciles de nuestra vida ¡y soy una prueba viviente de eso!
- Cuando te veas ante situaciones estresantes que no puedes evitar, intenta cambiar tu perspectiva sobre ellas. Busca la manera de hacerlas más manejables.
- Remplaza las estrategias para enfrentar los retos que no son saludables. Piensa cómo manejas el estrés. ¿Son esas estrategias saludables, útiles o improductivas? ¿Elijo el estrés o elijo maneras que son buenas para mi cuerpo?
- Conecta con otras personas. Socializar es la manera más rápida y efectiva de frenar el estrés y evitar reacciones exageradas a situaciones (internas o externas) que percibes como amenazantes.
- Expresa lo que estás sintiendo. Esto puede funcionar maravillosamente como terapia de relajación, incluso si no hay nada que puedas hacer para mejorar la situación que te estresa.
- Reserva tiempo para la diversión y la relajación. Separa tiempo para ti. Incluye descanso entre tus actividades diarias. No permitas

que las obligaciones saturen e invadan toda tu vida. Toma un descanso de todas las responsabilidades y recarga tus baterías.

- Come cada tres o cuatro horas. Cuando hablamos de estrés recuerda que no solamente nos referimos al ajetreo que vivimos a diario, sino además al que puede sentir tu organismo cuando no te alimentas a hora.
- Duerme por lo menos ocho horas diarias. Esto te ayudará a tener mejor estado de ánimo durante el día.
- Intenta mantente serena ante las adversidades y saca de tu vida todo aquello que te cause estrés y que no te haga feliz.
- Ora y reza. En mi experiencia, la fe y confianza absoluta que tengo en Dios siempre me han dado la tranquilidad que necesito en los momentos de dificultad.
- Escucha música relajante en un lugar tranquilo y cómodo. Cierra los ojos, respira y disfruta del momento.
- Recuerda siempre que la gran obligación y tarea que tienes es hacer feliz a la persona más importante en este mundo: TÚ.

Ejercicios y terapias físicas para relajarse

- **Ponte en movimiento.** La actividad física juega un papel clave en la reducción y prevención de los efectos del estrés. No tienes que ser una atleta o pasar horas en un gimnasio para experimentar sus beneficios. Basta con 30 minutos caminando, andando en bicicleta, bailando, etcétera.
- Practica ejercicios específicos de relajación (yoga, taichi, etcétera).
- Prueba la digitopuntura. ¡Es muy sencillo! Simplemente masajea con la punta del dedo la parte interior de la muñeca, la parte más alta de la cabeza y la línea entre el esternón y el ombligo.

Alimentos antiestrés

Añade los siguientes siete alimentos a tu alimentación diaria para ayudar a combatir el estrés de manera natural.

Bayas

Son verdaderas joyas de la naturaleza no solo por su delicioso sabor, sino también por sus increíbles beneficios para el bienestar general. Pueden ayudar a disminuir el nivel de estrés gracias a los antioxidantes que contienen. Los arándanos, por ejemplo, contienen una gran cantidad de antocianinas, un tipo de potentes antioxidantes que les dan ese color azul intenso. Distintos estudios han demostrado que este polifenol combate el estrés oxidativo, el cual puede causar varios desórdenes cognitivos como el Alzheimer y el mal de Parkinson. Todas las bayas además ayudan a combatir el estrés gracias a la gran cantidad de vitamina C que contienen.

Manzanilla

El té de manzanilla es muy popular, y con mucha razón, por sus efectos tranquilizantes. Trabaja disminuyendo el nivel de la hormona cortisol en el cuerpo. Cuando estás estresada, el nivel de cortisol aumenta junto con la presión arterial y el azúcar en la sangre. Todo esto aumenta tu respuesta ante el estrés. La cumarina, junto con otros compuestos bioactivos de la manzanilla, tienen efectos calmantes. También contiene apigenina, un compuesto con propiedades sedativas. En un estudio conducido por el Departamento de Medicina de la Universidad de Pensilvania, se demostró que las personas que toman extracto de manzanilla disminuyen los niveles de ansiedad hasta en 57%.

Bebe un poco de té de manzanilla cuando te sientas estresada. Verás cómo te relaja de inmediato.

Merey (*cashew*)

También conocido como anacardo, cajuil, castaña de cajú, nuez de la India y marañón. Come a diario algunas de estas cremosas y ricas nueces para eliminar el estrés por completo. Contienen muchos nutrientes como el magnesio, ácidos grasos omega-3 y triptófano, los cuales te pueden ayudar a mejorar la salud mental. El neurotransmisor triptófano aumenta la concentración de serotonina, la cual nos ayuda a sentirnos mucho mejor. Por otra parte, la falta de magnesio

Naranjas

¿Sabías que tan solo el aroma de los cítricos te puede ayudar a disminuir la ansiedad? Cuando comemos naranjas, por ejemplo, le brindamos al cuerpo un contingente de vitamina C. Estudios realizados en animales han demostrado que la vitamina C reduce el estrés disminuyendo la producción de cortisol, la principal hormona relacionada con este, y además reduce síntomas como la inflamación de las glándulas suprarrenales, la reducción de la glándula del timo y el bazo.

puede causar dolor de cabeza, convulsiones, psicosis e incluso depresión. Consumir unos 83 mg de magnesio te ayudará a mantener el cerebro y el sistema nervioso saludables.

Los ácidos grasos Omega-3 pueden reducir el nivel de ansiedad, disminuyendo los niveles de citoquina en el cuerpo. Estas propiedades del merey te ayudarán a mantenerte sana y a lucir más joven.

Cómete una naranja cada vez que puedas, pues además de ser deliciosas, son absolutamente refrescantes, incluso para tu cerebro.

Té verde y/o té de oolong

Una taza diaria de té te ayuda a relajar. Estos dos tipos de té contienen antioxidantes como las catequinas, que reducen el estrés oxidativo y disminuyen la presión sanguínea. También ayudan a evitar los factores estresantes que debilitan el sistema inmune. Contienen un aminoácido llamado teanina que atraviesa la barrera hematoencefálica y bloquea la cafeína que provoca el estrés. También mejoran el nivel cognitivo. Así es que desestresa tu vida con una taza de té verde u oolong todos los días.

Nueces

Un estudio realizado en la Universidad Estatal de Pensilvania demostró que los participantes que comieron nueve nueces antes de enfrentar situaciones de estrés tuvieron un nivel más bajo de presión arterial inducida y presión arterial en reposo. Las nueces contienes grasas poliinsaturadas llamadas ácido alfalinolénico, el cual ha sido demostrado que mejora nuestra respuesta ante el estrés.

Cuando te sientas desanimada y exhausta debido al estrés, cómete un puñado de nueces.

Cerezas

Ayudan a relajar el sistema nervioso y a reducir el estrés. Consume media taza o menos (siempre con moderación) antes de las 4 p.m.

REMEDIOS

1. Baño terapéutico de manzanilla, lavanda y valeriana

Ingredientes:
- ½ taza de flores de manzanilla
- ½ taza de flores de lavanda
- ½ taza de hojas valeriana (también la puedes usar en esencia o aceite).

Modo de uso:
Llena la bañera de agua tibia y agrégale la mezcla de todas estas hierbas. Déjala reposar un par de minutos y luego sumérgete en el agua. Disfruta de un baño relajante por lo menos por unos 15 minutos.

* También puedes preparar infusiones de estas tres hierbas para beberlas antes de irte a la cama. Te recomiendo que las uses por separado. Cada día prueba una distinta. Basta con que agregues una cucharada de hierba a una taza de agua hervida, la dejas reposar y la bebes una hora antes de irte a dormir.

2. Infusión de yerbabuena y azahar

Ingredientes:
- ¼ taza (o un puñado) de flores de azahar
- 2 hojas de yerbabuena
- 2 tazas de agua

Preparación:
En un frasco, pon a macerar durante un día la flor de azahar con una taza de agua. Luego, calienta la otra taza de agua en una olla y prepara una infusión de yerbabuena. Combina ambas aguas y tómala en el transcurso del día.

3. Batido antiestresante

Ingredientes:
- 1 pepino
- 1 apio
- 2 tazas de agua fría

Preparación:
Mezcla los ingredientes en una licuadora. Sirve y disfruta.

4. Masaje con aceite de sésamo

Ingredientes:

-Una gotas de aceite de sésamo

Modo de uso:

Entibia un poco el aceite de sésamo. Puedes hacerlo poniéndolo entre las manos durante algunos minutos o poniendo el frasco dentro de una taza de agua tibia (no demasiado caliente para que no se dañe el aceite ni se caliente demasiado). Date un masaje o pídele a alguien que lo haga por ti.

5. Infusión de hojas de naranjo amargo

Tiene un efecto tranquilizante y antiespasmódico que te dará una ligera sedación.

Ingredientes:

-6 hojas de naranjo

-3 tazas de agua

Preparación:

En una olla, pon a hervir el agua y añade las hojas de naranjo (usa siempre dos hojas por cada taza de agua). Apágala y déjala reposar por unos minutos. Bébela durante el día. No tomes más de tres tazas diarias.

6. Té relajante de albahaca

Las hojas de albahaca son adaptógenas, es decir, ayudan al organismo a alcanzar su mejor rendimiento, lo cual disminuye considerablemente el estrés físico.

Ingredientes:

-½ de taza de hojas de albahaca fresca o seca

-1 taza de agua

Preparación:

Pon el agua en el fuego, apágala cuando hierva y agrégale la albahaca. Déjala reposar por cinco minutos. Toma una taza después de cada comida. También puedes masticar 12 hojitas a diario.

7. Nerolí o flor de azahar

Es una alternativa natural por su capacidad de controlar el estrés, el insomnio y los nervios. Lo puedes consumir de varias maneras, siempre y cuando no estés embarazada.

Modo de uso:

Puedes hacerte una infusión, usar su aceite como aromaterapia o como extracto.

8. Melisa o toronjil

Ingredientes:	Preparación:
-1 cucharada de melisa o toronjil seco o ½ de taza de hojas frescas -1 taza de agua	Pon el agua al fuego y apágala cuando hierva. Añádele la melisa. Deja reposar unos 15 minutos y luego bébela. Puedes tomar hasta tres veces al día.

9. Pasiflora o flor de la pasión

Esta es una de las opciones sedantes naturales más efectivas.

Ingredientes:	Preparación:
-30 gotitas de extracto de pasiflora -1 taza de agua	Puedes consumirla con agua a temperatura ambiente o fría, simplemente agregando las gotitas. Si usas té de pasiflora, simplemente prepáralo como un té regular, hirviendo el agua y dejando reposar la bolsita por unos minutos. Bébelo de preferencia en la noche y no excedas su consumo.

10. *Rhodiola rosae*

Es muy conocida y utilizada en Europa por su poder contra el estrés. Te ayuda a aumentar la energía y te brinda una sensación de bienestar general.

Modo de uso:

Tómala en forma de suplemento.

11. Baño antiestrés de malva silvestre

Ingredientes:
-1 taza de flores de malva
 silvestre secas

Modo de uso:
Llena la tina de agua caliente y agrega las flo-res secas de malva silvestre. Sumérgete en el agua por lo menos 25 minutos para disfrutar de su efecto relajante.

12

Cómo evitar la resaca: Sal de parranda ¡sin arrepentirte después!

Como buenas latinas que somos, estamos siempre listas para celebrar cualquier ocasión: una graduación, un cumpleaños, una boda o el bautizo del hijo de una amiga. Da igual, todo es motivo de celebración. Tengo que confesar que durante mis años de recién casada hasta cortarle el pelo al perro era motivo suficiente para festejar.

Pero después de la fiesta vienen las terribles consecuencias. La cabeza te retumba, sientes la boca seca, tienes el estómago revuelto y piensas que el mundo se va a acabar de lo mal que te sientes. Los tragos de la noche anterior te pasan factura: la resaca. En mi país, Colombia, la conocemos como "guayabo".

La resaca es causada principalmente por deshidratación. Por cada 50 gramos de alcohol que bebes el cuerpo elimina de 600 a mil mililitros de agua en forma de orina (que no remplazas en la fiesta). Por eso, al otro día el organismo se resiente por el líquido que perdió durante la noche, haciéndote sentir enferma.

Los principales malestares de la resaca y causados por la deshidratación son:

- Dolor de cabeza y mareos.
- Náuseas y vómitos.
- Fatiga.
- Sensibilidad a la luz y al sonido.
- Latidos cardiacos rápidos.
- Diarrea.
- Temblor.

Además, ¡tomar alcohol puede engordar más que una hamburguesa! Los cocteles medianos tienen hasta 500 calorías vacías en un solo vaso.

Es importante recordar también que el alcohol en exceso puede afectar el funcionamiento del hígado, el estómago y el páncreas; puede producir depresión y causar hipertensión arterial, entre otros males.

Sé que a veces es inevitable beber unas copitas de vino con tu pareja o un par de amigas, pero al otro día, con todas las tareas de la casa y el trabajo no te puedes dar el lujo de quedarte en la cama esperando que se pase el malestar. Está bien, todas cometemos errores; pero en vez de sentirte fatal y además arrepintiéndote de todo lo que bebiste la noche anterior, furiosa por haberte pasado del límite, aquí te voy a revelar mis mejores *tips* y remedios que puedes utilizar antes, durante y después para hacer que ese horrible malestar no se repita o, incluso, evitar la resaca.

TEN PRESENTE QUE...

Los licores oscuros (como el whisky y el ron) tienden a tener más calorías y además causar peores resacas. Tu mejor opción es evitar las bebidas alcohólicas por completo.

TIPS

Antes

- Toma una pequeña comida o una merienda cargada de proteína y fibra antes de beber. Esto evitará que el alcohol llegue rápidamente a tu sangre. Nunca vayas con el estómago vacío. Y si la noche es muy larga, puedes optar por añadir un carbohidrato de buena calidad como una hamburguesa de carne molida de pavo.
- Duplica tus vitaminas. Cuando el cuerpo expulsa el alcohol del sistema, no solo pierde agua, pierde también minerales importantes, que neutralizan el alcohol cuando va saliendo. Una buena alternativa es tomar un multivitamínico. Asegúrate de que contenga ácido fólico, potasio y vitamina B-12.

Durante

- Bebe agua entre las bebidas alcohólicas para evitar la deshidratación asociada con la resaca.
- Evita las bebidas burbujeantes como la champaña, ya que estudios han demostrado que producen un estado de ebriedad más rápidamente.
- No combines el cigarrillo con el alcohol, pues esta mezcla maximiza los efectos de la resaca.
- Consume las bebidas alcohólicas con club soda o con hielo y opta por las bebidas claras con moderación. No le añadas gaseosa, cremas o jugos, que añaden calorías extra.
- Elige licores de alta calidad en lugar de bebidas baratas. Esto puede marcar la diferencia al día siguiente, ya que las bebidas más caras tienden a ser más refinadas y destiladas.
- Si no quieres consumir alcohol, puedes tomar agua de soda con un toque de jugo de arándano (*cranberry*) o jugo de toronja, para lucir que estás tomando un coctel.

- No consumas maní (cacahuate) en los bares, ya que los recipientes están expuestos a muchas bacterias y gérmenes y puedes enfermarte.
- Lávate las manos constantemente, pues cuando bebes tu sistema inmunológico está débil.
- Bebe con moderación.

Antes de irte a dormir
- Tómate una pastilla de ibuprofeno y un multivitamínico antes de dormir para combatir la inflamación relacionada con el alcohol. Evita el acetaminofén, ya que puede causar daños graves a los riñones y el hígado.
- Toma agua, pero no exageres. Beber agua en exceso puede poner tu cuerpo en estado de estrés y causar que te despiertes a orinar constantemente.
- Usa una mascarilla para dormir. De esta manera bloqueas la luz y aumentan las probabilidades de dormir plácidamente.

Al día siguiente
- Ingiere un desayuno cargado de proteína para darle base al estómago. Una fabulosa opción son los huevos, una buena fuente de cisteína que ayuda a romper una toxina causante del malestar relacionado con la resaca.
- Aumenta el consumo de potasio, ya que está comprobado que perdemos electrolitos al tomar alcohol. Una manera de recuperarse es consumir agua de coco, vegetales verdes como la espinaca o hacer un té de moringa.
- Suda. La piel canaliza y saca las toxinas del cuerpo. Por eso es importante sudar. Mantente activa, preferiblemente al aire libre.
- Báñate. Puedes impulsar la circulación tomando una ducha de contrastes. Es decir, bañarte con el agua lo más caliente posible por 30

segundos. Luego, pasas al agua más fría que puedas aguantar por otros 30 segundos. Repite el proceso una y otra vez durante varios minutos. Esto permite que circule la sangre se abran los poros, eliminando las toxinas más rápido.

- No bebas alcohol al día siguiente. Si alguna vez has escuchado que la solución es tomar un Bloody Mary (o un refajo, como recomiendan en Colombia), lo cierto es que esto puede causar un alivio temporal, pero realmente puede resultar peor a largo plazo. Cuando se bebe alcohol, el cerebro se satura de glutamato, empeorando los síntomas después.
- Duerme. Si con todo lo anterior no logras obtener resultados, tienes que dormir. El alcohol es muy estresante para el cuerpo y a veces hay que darle tiempo para recuperarse. Descansa hasta que te sientas mejor y luego utiliza el mal rato como un recordatorio para no exceder tu límite la próxima vez.

REMEDIOS

1. Carbón activado (*activated charcoal*)

Es un remedio popular que sirve para evitar las flatulencias y la hinchazón abdominal. Ayuda a desintoxicar el cuerpo y a combatir la resaca, ya que actúa como un limpiador de toxinas. Es usado en emergencias para las intoxicaciones.

Ingredientes:
-2 cápsulas de carbón activo (o 1 cucharada de carbón activo en polvo)
-½ limón verde o amarillo
-1 vaso de agua

Preparación:
Exprime el zumo de medio limón en un vaso de agua. Toma las dos cápsulas de carbón con el agua con limón 30 minutos antes de consumir cualquier bebida alcohólica.

2. Probióticos (*lactobacillus bifidus*)

Contienen bacterias buenas que ayudan en la desintoxicación del acetaldehído, un compuesto del alcohol que actúa como toxina en el cuerpo.

Ingredientes:

-Probióticos en cápsulas o en polvo

Modo de uso:

Consumir los probióticos según las instrucciones del paquete. Asegúrate de tomar un vaso de agua antes. Este remedio funciona mejor si se toma antes de acostarse.

3. Infusión de menta

Esta hierba calma los nervios y facilita la eliminación de gases en los intestinos. Puedes consumirla en forma de té o masticar las hojas para tener un alivio más rápido.

Ingredientes:

-Hojitas de menta
-1 vaso de agua

Preparación:

En una olla hierve un vaso de agua. Agrégale la menta. Dejar reposar durante unos 15 minutos. Cuela y bebe la infusión por lo menos dos veces al día.

4. Agua de coco

Además de su elevado contenido de agua, posee cantidades importantes de electrolitos. El agua de coco contiene potasio, magnesio, sodio, calcio y fósforo, lo que nos ayuda llevar los minerales a su nivel normal. También es rica en fitohormonas, vitaminas, aminoácidos libres y otros compuestos activos con un gran efecto antioxidante. Asimismo, ayuda a rehidratar el cuerpo y recuperar los fluidos perdidos, que es muchas veces la causa de los dolores de cabeza asociados con la resaca.

Preparación:

Tomar de tres vasos de agua de coco durante el día (asegúrate de elegir una natural, sin azúcar añadido).

5. Agua tibia con jengibre rallado

En caso de resaca, el jengibre ayuda a tranquilizar el estómago y evitar mareos y náuseas. Además, es un excelente antiinflamatorio.

Ingredientes:

-1 trozo de jengibre de aproximadamente 2 centímetros
-1 vaso de agua

Preparación:

Lava y pela el jengibre. Calienta un vaso de agua en una olla. Sirve el agua en una taza o un vaso resistente al calor. Añade el pedazo de jengibre pelado. Deja infusionar y enfriar un poco. Es ideal tomarlo cuando tienes náuseas, pues ayuda a asentar el estómago y mejora la absorción y asimilación de los nutrientes esenciales en el cuerpo.

6. Miel

La miel ayuda a recuperar potasio y fructosa, que se pierden cuando se bebe demasiado.

Modo de uso:

Toma varias cucharaditas pequeñas apenas te despiertes. La dosis depende de la gravedad de la resaca.

7. Polvo de electrolitos de vitamina C

Las propiedades antioxidantes de la vitamina C ayudan a combatir los radicales libres y en general a aliviar los dolores de cabeza. El alcohol provoca deshidratación durante la noche y retención de agua por varios días, lo que produce malestar y dolor de cabeza.

Ingredientes:

-Dos sobres de vitamina C en polvo
-2 litros de agua

Preparación:

Mezcla la vitamina C con los dos litros de agua y deja que se disuelva (entre uno o dos minutos). Lo ideal es tomar este remedio luego de consumir bebidas alcohólicas y al despertarte al día siguiente.

8. Té de tomillo

El tomillo es una planta aromática con propiedades laxantes que ayudan a calmar y relajar el cuerpo eliminando los efectos de la resaca.

Ingredientes:
-1 puñado de tomillo
-1 vaso de agua

Preparación:
En una olla, calentar un vaso de agua a fuego medio. Añadir un par de hojas (y/o flores) de tomillo y hervir a fuego lento durante uno a tres minutos. Tómalo inmediatamente después de levantarte.

9. Sopa de pollo

Ingredientes:
-4 onzas de pechuga de pollo
-½ rama de apio cortado
-½ pimentón verde cortado
-½ pimentón rojo cortado
-½ cebolla cortada
-½ zanahoria cortada
-1 cucharada de paprika
-2 tazas de agua

Preparación:
Poner todos los ingredientes en una olla y cocinar 30 minutos a fuego medio. Condimentar con sal y pimienta.

10. Jugo de pepinillo

También conocido como jugo de la salmuera, contiene muchos electrolitos salados que ayudan al cuerpo a recuperarse después de una noche de tragos.

Ingredientes:
-3 onzas de jugo de pepinillo

Modo de uso:
Tómate el jugo por la mañana. Puedes tomarlo de una a dos veces al día.

11. Agua con limón y miel

El jugo de limón tiene propiedades laxantes, esenciales en el tratamiento y la prevención de los efectos del exceso de alcohol. Este remedio es quizá el tratamiento más simple para las resacas.

Modo de uso:

Agrega dos cucharadas de jugo de limón fresco a ocho onzas de agua. A continuación, agrega una cucharadita de miel. Esta mezcla se debe beber lentamente.

SEGUNDA PARTE

ALIADOS PARA PERDER PESO ¡Y DISFRUTAR EL PROCESO!

13

Agua, el amor de mi vida. Quema grasa, mueve el metabolismo y controla la ansiedad con este preciado líquido

Me crie en Colombia, donde toda comida se acompaña con una gaseosa, una soda o un jugo de fruta llenos de mucha azúcar. No me enseñaron a beber agua, y la verdad es que me parecía muy desabrida y aburrida. Seguramente te pasa lo mismo y, sin embargo, oyes que todo el mundo la recomienda. ¿Será una moda o en realidad tiene beneficios?

En mi caso, luego de perder 50 libras en 90 días y de decidir dejar para siempre los malos hábitos alimenticios, descubrí que olvidarse de las gaseosas (incluso las de dieta), los jugos de frutas naturales y otras bebidas cargadas de azúcar tiene un impacto enorme no solo en la pérdida de peso sino en la salud en general. Un cambio tan sencillo como dejar el café y las gaseosas de dieta (¡de las que era adicta!) hizo que perdiera cinco libras en una semana. Fue así como conocí al amor de mi vida: el agua.

En este capítulo te mostraré algunas de las maneras en que me he vuelto a enamorar del agua. Por ejemplo, agregándole un toque de sabor con hojas de menta, romero, limón, frutos rojos o especias como el jengibre. Además de darle un increíble gusto, ofrece beneficios impresionantes para apoyar tu pérdida de peso, como acelerar el metabolismo, controlar tu nivel de azúcar y quemar grasa. Así es que sigue leyendo, porque te aseguro que esto te va a interesar.

Hace tres años, cuando decidí participar en una competencia de bikini, aprendí que una de las claves para tener un abdomen tonificado era tomar un galón de agua. Y fue tanto el impacto que vi en mi cuerpo que decidí crear mi famoso "reto del galón de agua" para impulsar a mis seguidoras a beberla más. Los testimonios que recibí de mujeres que aseguraban haber perdido 30 libras en tan solo 21 días tras tomar un galón de agua diariamente fueron innumerables e increíbles, tanto que muchos programas de televisión me invitaron a contar mi experiencia con este reto.

Reto del galón de agua

Bebe un galón de agua al día, desde que te levantas hasta 30 minutos antes de acostarte. Asegúrate de tomar los vasos de agua equitativamente en el transcurso del día.

Para motivarte, te recomiendo que compres un galón de agua y escribas las siguientes afirmaciones:

7 a.m.	Buenos días.
9 a.m.	Puedes hacerlo.
11 a.m.	Recuerda tu meta.
1 p.m.	Sigue tomando.
3 p.m.	Siéntete súper.
5 p.m.	No hay excusas.
7 p.m.	No a la tentación.
9 p.m.	Listo, ¡lo lograste!

─── **TEN PRESENTE QUE...** ───

De acuerdo con estudios científicos, tomar ocho vasos de agua fría al día hará que pierdas hasta 7.3 libras de grasa al año.

Una manera sencilla de ayudarte a lograr tu meta es poner alarmas en el teléfono o en el reloj a las horas que necesitas tomar agua para recordar que te toca tomar tu siguiente vaso.

Para unirte al reto, solo comparte tus fotos en las redes sociales con el *hashtag* #elretodelgalondeagua.

Todo lo que puedes lograr simplemente bebiendo agua:

- Aumentar tu energía.
- Controlar el líquido corporal.
- Ayudar a los músculos.
- Regular la temperatura del cuerpo.
- Mejorar la elasticidad de tu piel.
- Eliminar toxinas.
- Mejorar tu cabello.
- Facilitar la digestión.
- Hidratarte sin calorías.

TIPS

- Comienza el día con una taza de agua tibia. Es una técnica que se utiliza mucho en la medicina ayurvédica, ya que está comprobado que ayuda a activar el cuerpo, facilitar la digestión y eliminar toxinas.
- Bebe ocho vasos de agua fría durante el día para ayudarte en el proceso de perder peso. Leí un estudio en el que se demostró que el cuerpo quema más calorías cuando consume agua fría, pues las ocupa calentándola a la temperatura corporal.
- Bebe un vaso de agua 15 minutos antes de comer. El cerebro toma entre 15 y 20 minutos en darse cuenta de que estás comiendo, así

es que al beber un vaso de agua le envías un mensaje diciéndole que el cuerpo ya comenzó a alimentarse. Esto no solo te ayudará a hidratarte, sino también a comer menos.

- Si sientes hambre repentinamente después de haber comido, puede ser que estés deshidratada. La sed es una señal de alerta de que el cuerpo necesita agua para el funcionamiento de los órganos vitales. Mi recomendación es que siempre lleves contigo una botella de agua para evitar las tentaciones entre comidas.

- Elige agua filtrada. También puedes simplemente hervir el agua del grifo y dejarla enfriar. Esto ayudará a eliminar las bacterias y contaminantes que pueda tener.

- Intenta beber agua alcalina, pues ayuda a regular el pH del cuerpo.

- No reutilices los envases plásticos en los que viene el agua. Eso podría alterar la calidad del agua que rellenas y contaminarla.

- Utiliza botellas de cristal o de plástico libre de BPA (un producto químico muy tóxico que se usa para endurecer el plástico) para que el agua conserve mejor su calidad y esté libre de contaminantes.

- Limpia las botellas de agua con vinagre blanco o con zumo de limón para eliminar todas las bacterias y evitar que se formen hongos.

- No dejes los envases de agua en el automóvil, ya que al estar expuestos al sol pueden liberar gases tóxicos.

- Cómprate una botella que tenga un sorbete (pitillo o popote), ya que esto te ayudar a consumir más agua sin darte cuenta.

- Ponte metas. Lo ideal es que bebas entre uno y tres litros de agua diarios. Puedes comenzar progresivamente. Recuerda que debes tomar por lo menos ocho vasos de agua al día.

- No le agregues saborizantes artificiales al agua, aunque digan que tienen "0 calorías". Estos están diseñados para aumentar el apetito y hacerte comer más carbohidratos.

REMEDIOS

A continuación, te comparto mis mejores recetas de bebidas e infusiones naturales para ayudarte a adelgazar, a disminuir la ansiedad de comer, a eliminar la retención de líquidos y expulsar toxinas. Pero, sobre todo, a disfrutar del agua, para que beberla se convierta en algo natural y sabroso.

Aguas diuréticas

1. Agua de alcachofa

Las fibras vegetales de la alcachofa ayudan a controlar el apetito al absorber el agua del estómago, dando una sensación de saciedad. Además te ayudan a reducir el colesterol y a regular el estreñimiento y la diarrea.

Ingredientes:	Preparación:
-1 alcachofa	Hierve las hojas de la alcachofa en dos tazas de agua de 30 a
-2 tazas de agua	40 minutos a fuego lento. Cuélalas y pon el agua en un recipiente de vidrio. Si deseas, puedes añadir luego el zumo de uno o dos limones. Bebe esta infusión diariamente, por tres semanas. Descansa 15 días y vuelve a prepararla si lo necesitas.

2. Infusión de diente de león (*dandelion*)

Esta planta, además de ser diurética, ayuda a limpiar el hígado y los riñones. Tiene antioxidantes que previenen el envejecimiento prematuro de la piel y ayuda a regular el nivel de azúcar en la sangre y a combatir la depresión.

Ingredientes:	Preparación:
-1 litro de agua	Hierve el agua y agrega el diente de león. Cuélala y bebe una
-1 manojo de diente de león	taza por las mañanas antes del desayuno y, si lo deseas, otra antes de dormir. Puedes tomarlo por tres semanas y luego descansar al menos una.

3. Infusión de perejil con limón

El perejil ayuda a eliminar rápidamente la retención de líquidos del cuerpo si lo tomas como infusión o lo incluyes en jugos verdes. El limón fomenta la función del glutatión, que es un antioxidante clave de las células para adelgazar de manera rápida.

Ingredientes:
-1 manojo de perejil
-Zumo de 1 limón verde o amarillo
-1 litro de agua

Preparación:
Lava el perejil y ponlo a hervir en el litro de agua por unos 10 minutos. Baja el fuego y agrégale el zumo de limón. Cuélalo. Puedes tomarlo frío o caliente, durante todo el día y por el tiempo que quieras.

4. Agua de berenjena

Además de ayudarte a eliminar el líquido retenido en el cuerpo, tiene el efecto de inhibir el apetito y estimular el buen funcionamiento del hígado y la bilis.

Ingredientes:
-1 berenjena pequeña en rodajas, con cáscara
-1 litro de agua

Preparación:
Hierve el agua y agrégale la berenjena. Retírala del fuego y déjala reposar por unos siete minutos. Vierte el líquido en una jarra de vidrio, resistente al calor. Comienza a beberla en ayunas y luego continúa durante el día. Tómala durante tres semanas y luego descansa al menos una.

Aguas desintoxicantes y depurativas

5. Bebida de pepino y limón

Es una que ayuda a recuperarte si te portas mal y te das una "comilona" durante el fin de semana, por ejemplo. Además, la vitamina C presente en los limones y pepinos te ayuda a controlar la hormona del cortisol, que es la que produce la grasa abdominal.

Ingredientes:

-1 pepino verde

-2 limones

-1 litro de agua

Preparación:

En una licuadora, pon un vaso de agua, el pepino cortado en rodajas y el zumo de los limones. Licúalo y cuela. Agrégale el resto del agua, deja reposar y bebe durante el día.

6. Infusión de cilantro

¡Una de mis bebidas favoritas! Excelente para eliminar gases y reducir la retención de líquidos. Además, regula los niveles de azúcar y promueve la buena digestión.

Ingredientes:

-1 manojo de cilantro

-1 litro de agua

Preparación:

Calienta el agua, agrégale el cilantro y deja hervir durante unos minutos. Apágala y déjala reposar. Puedes colarla y guardarla en un envase de vidrio resistente al calor. Comienza a beber una taza en ayunas y luego continúa durante todo el día. Úsala por tres semanas y luego descansa. Si estás embarazada, consulta antes a tu médico.

Aguas para combatir la ansiedad

7. Infusión de toronja (pomelo) con alcachofa

Como te comenté anteriormente, la alcachofa tiene fibras vegetales que controlan el apetito al absorber el agua del estómago, brindándote una sensación de saciedad. La toronja, en tanto, ayuda a metabolizar el azúcar en la sangre y disminuye la retención de líquido. Además, contiene pectina, la cual te ayuda a regular el metabolismo y a estimular la quema de grasa.

Ingredientes:

-1 toronja
-1 alcachofa
-1 litro de agua

Preparación:

Lava muy bien la toronja. Exprime su zumo y déjalo en un recipiente de vidrio. No botes la cáscara. Hierve el agua y añádele la cáscara de la toronja junto a las hojas de la alcachofa. Déjala reposar por 10 minutos. Pon la infusión en un recipiente de vidrio resistente al calor y deja enfriar. Por último, agrégale el zumo de toronja. Bebe el litro de infusión durante el día, comenzando en la mañana. Puedes tomarla a diario durante tres semanas.

8. Infusión de piña y hierbabuena

Es una deliciosa receta para eliminar la hinchazón del abdomen cuando nos portamos mal y comemos más de la cuenta.

Ingredientes:

-1 litro de agua
-1 taza de piña cortada en trocitos
-½ manojo de hierbabuena

Preparación:

Pon todos los ingredientes en una jarra de vidrio y déjalos reposar por unos 10 minutos. Mantenla refrigerada y bébela durante el día comenzando en ayunas. También puedes comer la piña.

9. Agua digestiva de menta

Es una de mis favoritas para esos momentos en los que nos queremos comer la nevera completa. La menta contiene un compuesto llamado mentol, que alivia los dolores de estómago relajando los músculos del tracto digestivo. He encontrado distintos estudios que muestran que la menta también ayuda a suprimir el apetito.

Ingredientes:

-1 taza de agua tibia o caliente
-1 cucharadita de hojas de menta

Preparación:

Pon en una taza la menta, agrégale el agua caliente y déjala reposar entre 10 y 15 minutos. Puedes beberla a cualquier hora del día, en el momento en el que sientas más ansiedad. Tómala como máximo dos veces al día y por el tiempo que quieras.

10. Agua de sandía (patilla, melón de agua) y apio

No hay mejor manera de combatir la odiosa hinchazón abdominal y acabar con los molestos gases intestinales que con esta rica bebida hecha con ingredientes naturales.

Ingredientes:

-½ sandía pequeña

-2 ramas de apio

-½ pepino verde picado y pelado

-2 limones verdes o amarillos

-Ramitas de romero

-1 litro de agua

Preparación:

Corta la sandía en trozos y quítale las semillas. Pon la sandía, los limones, el pepino y el apio en un extractor de jugo. Vierte la mezcla en una jarra grande de vidrio, añádele el agua y las ramitas de romero. Pon la jarra en la nevera y bébela en el transcurso del día. Puedes tomar este remedio durante tres semanas.

Aguas adelgazantes

11. Bebida aromática con salvia y romero

Esta potente bebida contiene varios ingredientes que aceleran la pérdida de peso, como la toronja y el romero. Además, la salvia ayuda a regular los niveles de azúcar en la sangre, es un digestivo natural y es efectiva para controlar el sistema nervioso.

Ingredientes:

-½ pepino

-½ toronja

-½ taza de hojas de salvia

-Un puñado de romero

-2 litros de agua

Preparación:

Llena una jarra de vidrio con los dos litros de agua. Lava y corta la toronja y el pepino en rodajas. Añádele el pepino, la toronja, la salvia y el romero. Ponla en la nevera y déjala enfriar por una hora como mínimo. Puedes agregarle hielo si deseas. Bébela durante el día y por el tiempo que desees.

12. Ponche de frutas

Esta bebida, además de ser diurética (gracias a la flor de Jamaica), tiene un suave efecto laxante. Las frutas, además de sabor, aportan una buena carga de vitaminas, como la C. La combinación con el limón y la menta potencia sus propiedades y la hace muy refrescante. Te va a encantar.

Ingredientes:

-½ taza de flor de Jamaica
-1 limón en rodajas
-½ puñado de menta
-½ taza de fresas picadas
-1 kiwi pelado y cortado
-1 litro de agua

Preparación:

Pon a hervir el agua. Apágala, quítala del fuego y agrégale la flor de Jamaica. Deja reposar por 10 minutos. Agrega la menta, las rodajas de limón, las fresas y el kiwi. Consérvala en la nevera. Comienza a beberla apenas te levantes y tómala durante todo el día. Es recomendable que la prepares a diario con ingredientes frescos, ya que con el paso de los días, estos van perdiendo sus propiedades.

13. Agua antiinflamatoria y antioxidante

Es otra fabulosa receta de bebida diurética y quemadora de grasa. Su mezcla te ayuda a expulsar el líquido retenido en el cuerpo. Lo mejor de todo es que está repleta de vitamina C y contiene ingredientes antioxidantes que combaten el envejecimiento y favorecen la aceleración del metabolismo.

Ingredientes:

-½ taza de fresas
-½ taza de moras
-½ taza de arándanos
-½ naranja
-½ limón
-Una pizca de cúrcuma
-1 litro de agua fría

Preparación:

Lava todos los ingredientes antes de utilizarlos. Corta las fresas por la mitad. Corta la naranja y el limón en rodajas. Pon las frutas y los otros ingredientes en una jarra de vidrio y vierte el litro de agua. Déjala reposar unos minutos y tómala durante todo el día, por el tiempo que quieras. Consérvala en la nevera.

14. Bebida tropical para acelerar el metabolismo

Es una bebida deliciosa que te ayudará a eliminar esa gran cantidad de toxinas y desechos acumulados en el cuerpo como consecuencia de la mala alimentación y el consumo de alimentos procesados. Es muy refrescante e ideal para que la lleves a la playa, a la piscina o a un paseo de fin de semana. También puedes beberla antes de hacer ejercicio.

Ingredientes:

-½ piña cortada en rodajas
-½ taza de sandía (patilla) en trozos
-½ limón (verde o amarillo) en rodajas
-Una pizca de pimienta Cayena
-1 litro de agua

Preparación:

Pon la piña dentro de una jarra de vidrio. Quítale las semillas a la sandía y agrégala. Pon también las rodajas de limón y agrégale una pizca de pimienta Cayena. Añade finalmente el agua, revuelve y deja reposar unos minutos. Puedes tomarla durante todo el día, por el tiempo que desees.

15. Té de cáscara de piña y canela

Es uno de mis favoritos para expulsar el líquido retenido y quemar grasa.

Ingredientes:

-1 piña (vas a usar solo la cáscara)
-1 cucharadita de canela en polvo
-2 centímetros de jengibre
-1 litro de agua

Preparación:

Lava bien la piña con abundante agua. Quítale la cáscara y pon esta en una olla con el litro de agua y el resto de ingredientes. Una vez que hierva, retírala del fuego y déjala reposar por unos minutos. Cuélala y vierte el agua en una jarra resistente al calor. Bébela durante todo el día, fría o caliente, comenzando en ayunas y durante tres semanas.

Nota: Si tienes problemas de presión arterial y/o diabetes, consulta antes con tu médico.

16. Té de cáscara de piña y pimienta Cayena

Es otra de mis recetas más recurrentes para eliminar líquido del cuerpo y acelerar el metabolismo.

Ingredientes:
-1 piña (vas a usar solo la cáscara)
-1 pizca de pimienta Cayena
-2 litros de agua

Preparación:
Lava bien la piña con abundante agua. Quítale la cáscara y pon esta en una olla con toda el agua y la pimienta Cayena. Una vez que hierva, apágala y déjala reposar por unos minutos. Cuélala y vierte el agua en una jarra resistente al calor. Bébela durante todo el día, comenzando en ayunas y durante tres semanas.

17. Cubitos de hielo con frutas

Es una de mis ideas favoritas para darle sabor y beneficios al agua. Está repleta de antioxidantes que te ayudan a quemar grasa, es muy sencilla de preparar y además le da un sabor rico al agua. Si eres de las que no les gusta tomar agua, esta receta es ideal.

Ingredientes:
-Frambuesas
-Moras
-Fresas
-Agua

Preparación:
Pon las frutas picadas en pequeños trozos en una bandeja para hacer hielo. Luego, vierte agua hasta cubrir por completo. Pon la hielera en el congelador hasta que estén listos los hielos de sabor natural y... ¡a disfrutar!

14

¿Bicarbonato de sodio para adelgazar? ¡Sí! Conoce los beneficios de uno de los secretos caseros mejor guardado

Seguramente lo has usado para ablandar las carnes, para cocer verduras, para limpiar la cocina y hasta para preparar dulces, panes y cualesquiera de tus pasteles favoritos. Pero tal vez no conozcas las potentes propiedades del bicarbonato de sodio para mejorar la salud y esculpir tu figura.

Cuando vivía en Colombia, siempre escuchaba hablar de los beneficios del bicarbonato, aunque sinceramente nunca le presté mucha atención. Mi mamá me decía, por ejemplo, que tomar bicarbonato de sodio era bueno para el estómago. En una ocasión, una vecina me contó que lo usaba para blanquearse los dientes. En fin, que frecuentemente escuchaba los distintos poderes que le atribuían a este popular y sencillo polvo blanco, ¡desde que era un maravilloso exfoliante para la cara hasta un magnífico desodorante casero! Pero, para serte honesta, no sabía si todos sus beneficios eran ciertos o si simplemente se trataba de mitos populares que, como tantas veces ocurre, van pasando de boca en boca sin ningún respaldo científico. Por eso, me di a la tarea de investigarlos, y fue tanta la información que encontré que casi me caigo de la silla al leerlos.

Principales beneficios del bicarbonato de sodio	
Es uno de los mejores depuradores naturales	Su uso regular puede ayudar a prevenir la formación de cálculos renales de ácido úrico y a disolver los ya existentes. Además, ayuda a limpiar el hígado de impurezas, toxinas y exceso de grasa.
Ayuda a controlar los niveles de colesterol	Gracias a su buen desempeño eliminando excesos de grasa.
Es un excelente digestivo	Mi mamá no estaba equivocada, pues el bicarbonato funciona de maravilla para mejorar la digestión y también como antiácido, eliminando el reflujo y los gases, especialmente cuando se usa con limón.
Aporta nutrientes	Potasio y vitamina C, entre otros.
Ayuda a evitar y aliviar las infecciones del tracto urinario	Gracias a que equilibra los ácidos del cuerpo.
Es un aliado para adelgazar	Además de ser bueno para la salud, el hecho de que disminuya la acidez del cuerpo lo convierte también en un aliado para adelgazar, ya que un organismo más alcalino ¡es un cuerpo que pierde peso más fácilmente!

Lo mejor de todo es que puedes conseguir este sencillo ingrediente a un precio muy económico en cualquier supermercado o farmacia.

Lee cuidadosamente mis secretos, *tips* y remedios y no querrás que nunca más te falte en casa una cajita de bicarbonato. Será uno de los primeros productos en tu lista de supermercado.

─────── **TEN PRESENTE QUE...** ───────

Algunos doctores creen que consumir bicarbonato de sodio con regularidad puede aumentar el pH en los tumores ácidos y esto ayuda a regenerar las células cancerígenas sin afectar el resto de tu organismo.

TIPS

- Ten presente que el bicarbonato de sodio es alto en sal, por lo tanto es importante que no te consumas más de una cucharada al día.
- Asegúrate de comprar bicarbonato de sodio apto para el consumo humano. Algunos están mezclados con otros productos para uso en el hogar, repostería, etcétera.
- También existen bicarbonatos de potasio y amonio, similares pero no con los mismos beneficios. Sé cuidadosa al comprarlo.
- No lo consumas con el estómago lleno. De preferencia, bébelo por las mañanas o antes de las comidas.

  Úsalo por periodos de dos semanas y descansa al menos una para evitar un uso excesivo.
- Si tienes problemas estomacales como gastritis o acidez no debes consumir bicarbonato de sodio.
- Tampoco lo uses si padeces de hipertensión o de problemas cardiacos. Su contenido de sodio puede ser perjudicial en estos casos.

  Siempre consulta a tu médico antes de tomar cualquier remedio, aunque sea natural.

REMEDIOS

Cómo usar el bicarbonato de sodio para adelgazar

Como te comenté anteriormente, el bicarbonato de sodio es un excelente depurador del cuerpo, ya que nos ayuda a limpiar el organismo por dentro y por fuera. Esto facilita la pérdida de peso y sentirnos más ligeras y llenas de energía durante el día.

A continuación, te comparto tres recetas con bicarbonato de sodio para que le saques el mayor provecho en tu ruta para perder peso. Te recomiendo que uses uno solo de estos remedios a la vez, nunca dos o los tres al mismo tiempo. Hazlo por tres semanas y luego variar el remedio para obtener mejores resultados.

1. Bicarbonato de sodio con zumo de limón o toronja

Ingredientes:

-1 cucharadita de bicarbonato de sodio
-Zumo de una toronja o de un limón verde o amarillo
-½ vaso de agua

Preparación:

Añade el bicarbonato de sodio al vaso de agua. Agrega el zumo de limón o toronja. Revuelve bien la mezcla hasta que se disuelvan los ingredientes. Lo ideal es que lo consumas en ayunas, 20 minutos antes de comer.

2. Bicarbonato de sodio con vinagre de manzana

Ingredientes:

-2 cucharadas de vinagre de manzana orgánico sin filtrar
-1 vaso de agua
-½ cucharadita de bicarbonato de sodio

Preparación:

Añade el bicarbonato de sodio al vaso de agua. Agrega el vinagre de manzana. Revuelve bien la mezcla hasta que se disuelvan los ingredientes. Consume este remedio en ayunas, 20 minutos antes de comer.

3. Agua adelgazante con bicarbonato de sodio y frutas

Ingredientes:

-2 limones
-2 tazas de agua
-1 taza de fresas
-1 ramita de menta fresca
-½ cucharadita de bicarbonato de sodio

Preparación:

Añade el bicarbonato de sodio al agua. Lava bien los limones y las fresas. Corta los limones y las fresas en rodajas finas. Agrega las fresas, los limones y la menta. Revuelve bien la mezcla hasta que se incorporen bien los ingredientes. No añadas ningún tipo de azúcar o edulcorante. Bébelo durante el día. Una taza en la mañana, 20 minutos antes del desayuno y la otra antes del almuerzo. Bebe solo el agua, sin las frutas y la menta. Puedes agregarle hielo si lo deseas.

Bicarbonato de sodio para la digestión

¿Sabías que la mayoría de los antiácidos que se consiguen en farmacias y supermercados contienen alguna forma de bicarbonato? Esto se debe a su efectividad para neutralizar de manera inmediata el ácido del estómago. Como resultado, el bicarbonato nos ayuda a aliviar la acidez estomacal (pirosis), la indigestión ácida e incluso el dolor producido por una úlcera. Es un remedio que le recomiendo a todo el mundo, empezando por mi familia y, por supuesto, a mis adoradas fans.

Ingredientes:
-½ cucharadita de bicarbonato de sodio
-½ taza de agua

Preparación:
Añade el bicarbonato de sodio al agua y revuelve hasta que se diluya bien. Puedes tomar este remedio cada dos horas. No tomes más de siete cucharaditas en un periodo de 24 horas. Puedes usar un poco más de agua si deseas.

Otros usos prácticos del bicarbonato de sodio

1. Como desodorante natural

Una manera sencilla de evitar el aluminio y los parabenos que se encuentran en la mayoría de desodorantes, tan nocivos para el cuerpo, es haciendo tu propio desodorante casero.

¡Es muy sencillo! Simplemente mezcla una cucharadita de bicarbonato de sodio con un poquito de agua hasta formar una pasta cremosa y frota un poco debajo de las axilas. También puedes usarlo para evitar y eliminar el mal olor de pies.

2. Para suavizar las manos

Mezcla una cucharadita de bicarbonato con agua tibia y frota la mezcla en las manos. Úsalo especialmente después de lavar los platos, arreglar el jardín o realizar cualquier trabajo manual en los que estén expuestas a químicos o suciedad. Te ayudará a limpiarlas, eliminar olores y suavizarlas.

3. Para combatir el hongo del pie de atleta

Muchas personas que hacen ejercicio, en especial mujeres, pueden llegar a sufrir del desagradable hongo conocido como pie de atleta. Pues te cuento que el bicarbonato de sodio es una alternativa barata, sencilla y eficaz para aliviar sus síntomas e incluso prevenirlo. Hay dos maneras de usarlo:

Remedio 1: Pon un poco de bicarbonato de sodio en polvo directamente en tus pies, especialmente entre los dedos; también espolvorea medias y zapatos para contrarrestar la infección.

Remedio 2: Frota entre los dedos de los pies una mezcla de una cucharadita de bicarbonato de sodio y ½ cucharadita de agua. Deja que la mezcla se seque. Lávate los pies después de 15 minutos. Asegúrate de secártelos bien antes de ponerte las medias y los zapatos.

4. Para exfoliar la cara y el cuerpo

Este remedio es perfecto para remover las células muertas y piel seca de nuestro cuerpo, además de ayudarte con brotes y acné, ya que evita que los granitos se infecten. Mezcla una cucharadita de bicarbonato de sodio en media taza de agua. Aplica la mezcla en la zona del cuerpo que quieres exfoliar frotando lentamente con un movimiento circular. Enjuaga al terminar.

15

Vinagre de manzana, el rey de los remedios caseros

En estos días en los que todo el mundo está hablando del vinagre de manzana por sus propiedades adelgazantes, muchos me preguntan si verdaderamente funciona. Pues déjame contarte que lo uso desde hace más de siete años. Es mi aliado perfecto cuando me da un ataque de ansiedad y me entran esas ganas de comerme la casa entera. Es muy sencillo: una cucharadita en un vaso de agua ¡y adiós antojos!

Realmente es uno de mis ingredientes favoritos. Lo uso en muchos de mis remedios y jugos verdes por sus cualidades adelgazantes y por sus innumerables beneficios para la salud.

El principal poder del vinagre de manzana —y el que más fama le ha dado— es su capacidad para acelerar el metabolismo, ese que no sabemos bien qué es, pero al que todas hemos culpado alguna vez por nuestro peso.

El metabolismo	
¿Qué es el metabolismo?	Es el encargado de manejar el conjunto de procesos en el cuerpo, entre ellos, la quema de grasa.
Metabolismo acelerado	Cuando el metabolismo está a toda máquina, el cuerpo oxida la grasa acumulada para generar energía.

⇨

El metabolismo	
Metabolismo lento	Por el contrario, cuando el metabolismo no está activo, todas las calorías de los alimentos que comes (así sean pocos o buenos) son acumuladas y almacenadas como grasa en los tejidos, sin que pueda ser quemada como energía durante el día.

Pongámoslo así: si tu cuerpo fuera un automóvil, el metabolismo sería el que transforma y reparte el combustible (energía) para que todas las partes hagan su trabajo y el auto se mueva a la velocidad que debe. Si le pones gasolina de mala calidad a tu auto, todo comienza a fallar y deja de funcionar adecuadamente. Lo mismo sucede en el cuerpo; el metabolismo se pone más lento o se acelera dependiendo de la calidad de los alimentos que consumes, entorpeciendo o maximizando también tu pérdida de peso. Para seguir con el ejemplo, el vinagre de manzana sería para tu cuerpo la gasolina de mejor calidad.

Pero eso no es todo. El vinagre de manzana tiene propiedades saciantes, que controlan los antojos, y es un gran depurativo intestinal que combate el estreñimiento, impidiendo que se acumulen las bacterias y toxinas que ponen lento el metabolismo y no te dejan adelgazar.

Despejando un mito

Lo que vas a leer a continuación te puede cambiar radicalmente la vida. Aunque mucha gente cree que el vinagre de manzana contiene muchos nutrientes, el famosísimo doctor Eric Berg, autor y experto en nutrición saludable, pérdida de peso y bienestar general, afirma que el vinagre de manzana no contiene tanta vitamina A, ni vitamina C como se piensa.

¿Dónde está la gran maravilla entonces? Lo que ocurre es que contiene algo muchísimo más poderoso que lo hace invaluable, el **ácido acético, el cual tiene la propiedad de cambiar el pH o nivel de acidez o alcalinidad de las sustancias.**

Qué es la alcalinidad o acidez del cuerpo

Mucha gente y muchos expertos están hablando de este tema, especialmente en relación con enfermedades como el cáncer, artritis y otras de tipo inflamatorio. El pH es vital en el transporte de minerales y permite que las enzimas funcionen para estimular la tiroides y aumentar el metabolismo.

La acidez o la alcalinidad se mide en la sangre, la orina o la saliva mediante una escala que va del 0 al 14. El número más adecuado para sentirse saludable es alrededor de 7 de pH. Cuando ese número es más alto, quiere decir que tu cuerpo está "más ácido".

Lo que todos sabemos es que al estar más ácido, no puede abastecerse de nutrientes con facilidad y comienza a extraerlo de distintos órganos, y es ahí cuando te enfermas.

El estrés, la contaminación, el cigarrillo, poca actividad física y, sobre todo, una mala alimentación aumentan la acidez.

——————— **TEN PRESENTE QUE...** ———————

Algunos estudios han demostrado que consumir vinagre de manzana después de una comida alta en carbohidratos puede mejorar la sensibilidad a la insulina hasta en 34% y reducir de forma significativa los niveles de azúcar en la sangre.

Cuando hay problemas de acidez, la mayoría de los médicos recomiendan "alcalinizar" el cuerpo para que el pH se equilibre y restaure. ¡Ajá! Pero no es tan sencillo. La culpa no sería solo de la acidez, sino también de la alcalinidad. El Dr. Berg, que es todo un experto en la materia, asegura que muchas personas enferman incluso siendo muy alcalinas. ¿Cómo eso? Pues que cada parte del cuerpo tiene diferentes niveles de pH, el cual es muy difícil de medir.

Según Berg, el verdadero marcador de pH está en la sangre, pero apenas se saca del cuerpo esta se oxida y puede cambiar.

Síntomas para determinar el pH	
Acidosis o exceso de ácido	Sobrepeso Irritabilidad Cansancio Dolor de cabeza Debilidad de los huesos Calambres Sensibilidad dental Trastornos del sueño Cálculos en los riñones
Alcalosis o exceso de alcalinidad	Estrés Calambres en las pantorrillas Artritis Dolor nervioso o neuritis Presión sanguínea alta Estreñimiento Sensación de debilidad o fatiga Latido irregular del corazón

Como puedes ver, hay síntomas que pueden darse con un pH muy ácido o muy alcalino. Para saber si tus síntomas se deben a un exceso u otro necesitas un examen de sangre. La buena noticia es que uno de los pocos remedios naturales, económicos y fáciles de conseguir para equilibrar el pH es el vinagre de manzana.

Gracias al maravilloso ácido acético que contiene este vinagre, puede ayudar en ambos casos, ya que tiene la habilidad de corregir el pH. Además:

- Absorbe minerales.
- Moviliza el calcio.
- Combina mejor las proteínas.
- Elimina residuos.
- Mejora el sistema inmune.

Sé que después de todo esto también vas a querer convertir al vinagre de manzana en tu mejor aliado. Por eso quiero confiarte mis mejores *tips* y remedios para aprovechar todos sus beneficios.

—————————————— TIPS ——————————————

- Compra vinagre de manzana orgánico, crudo, sin pasteurizar y sin filtrar. Evita las mezclas muy claras y "limpias". Si quieres obtener todos sus beneficios, debes buscar uno que se vea turbio y oscuro. Cuando lo mires de cerca, debes observar algo parecido a una telaraña flotando en el frasco. Esto se conoce como "madre", e indica que ese vinagre es de buena calidad.
- ¡Nada de tragos de vinagre de manzana! Nunca lo tomes directamente y solo, ya que puede ser muy fuerte y dañarte el esmalte de los dientes.
- Antes de consumirlo, dilúyelo en un vaso de agua.
- Asegúrate de cepillarte los dientes cada vez que lo uses para evitar que te dañe el esmalte de los dientes. También puedes utilizar un pitillo (popote o sorbete).

- Si tienes problemas estomacales o de gastritis, no es recomendable que lo consumas.
- Si lo aplicas en la piel, evita exponerte al sol porque puede producir manchas. Úsalo mejor por las noches y lávate la cara por la mañana para evitar quemaduras o manchas.
- Consulta siempre a tu médico antes de consumir cualquier remedio.

REMEDIOS

Para acelerar el metabolismo

1. Estimulante metabólico

Ingredientes:

-2 cucharadas de zumo de limón
-2 cucharadas de vinagre de sidra de manzana
-1 pizca de pimienta Cayena
-1 cucharada de aceite de coco
-1 taza de agua tibia

Preparación:

Llena una taza con agua tibia y añade una cucharada llena de aceite de coco. Deja que el aceite se derrita. Agrega el jugo de limón y el vinagre de sidra de manzana a la mezcla. Añade la pimienta y listo para disfrutar. Bébelo en la mañana con el estómago vacío por tres semanas y al terminar descansa 15 días.

2. Bebida para activar el metabolismo

Ingredientes:

-½ manzana
-1 cucharada de canela
-1 cucharada de vinagre de manzana
-1 cucharada de zumo de limón
-1 taza de agua

Preparación:

Mezcla la media manzana, el zumo de limón, la cucharada de canela, el agua y el vinagre de manzana en la licuadora. Licúa por 60 segundos. Toma este jugo una vez al día, en ayunas. Úsalo por tres semanas y descansa 15 días. Al finalizar este tiempo puedes volver a empezar si lo deseas.

3. *Shot* o traguito metabólico

Ingredientes:

-Zumo de ½ limón

-3 cucharadas de vinagre de
 manzana

-1 pizca de pimienta Cayena

-Agua opcional y al gusto

Preparación:

Pon la pimienta Cayena, el vinagre de manzana y el zumo de en un vaso grande. Añade agua al gusto, si te parece que el sabor de la mezcla es muy fuerte. Revuelve con una cuchara y tómalo a temperatura ambiente. Puedes tomarlo una vez al día, en ayunas y después de desayunar. Úsalo por el tiempo que desees.

4. Infusión de ajo y vinagre de manzana

Ingredientes:

-12 dientes de ajo triturados

-1 taza de vinagre de manzana

-½ taza de miel

Preparación:

Mezcla todos los ingredientes en un vaso de cristal y deja reposar. Toma dos cucharadas de la mezcla en ayunas y dos cucharadas antes de ir a dormir hasta que se termine. Si no te gusta el sabor, puedes agregarle agua.

Ojo: No refrigeres el remedio porque puede producir cambios en su composición.

5. Poderosa bebida adelgazante y para acidificar el estómago

Ingredientes:

-1 o 2 cucharadas de vinagre de manzana

-1 cucharada de zumo de limón verde
 o amarillo

-1 cucharada de jugo de arándanos
 agrios (*cranberry*)

-1 pizca de jengibre rallado (opcional)

-1 litro de agua

Preparación:

Calienta el agua en una olla. Retírala del fuego. Añade todos los ingredientes y revuélvelos. Bébela tres veces al día justo antes de la comida. Puedes consumirlo por tres semanas.

6. Para acelerar el metabolismo

Ingredientes:

-Zumo de 1 toronja mediana
-1-2 cucharadas de vinagre de manzana
-1 cucharadita de miel de abeja

Preparación:

Mezcla todos los ingredientes en un vasito y bébelo de inmediato. Consúmelo una vez al día, temprano en la mañana. Si es muy fuerte, puedes diluirlo con un poco de agua.

7. Remedio para la ansiedad y para mejorar tu estado de ánimo

Cuando te sientas ansiosa o baja de ánimo, diluye una cucharada de vinagre de manzana en un vaso de agua y bébelo antes de cada comida. Esta mezcla ayudará a tu cuerpo a digerir las proteínas de los aminoácidos de los alimentos, contribuyendo a crear una sensación de felicidad y tranquilidad.

8. Solución antiansiedad

Ingredientes:

-1 cucharada de vinagre de manzana
-1 cucharada de semillas de chía
-1 vaso de agua tibia

Preparación:

Mezcla los ingredientes en un vaso y tómalo cuando tengas un ataque de ansiedad.

9. Para calmar el apetito

Puedes tomar una cucharada de vinagre de manzana diluido en un vaso de agua por la mañana. Pero recuerda: no debes tomarlo solo o en altas cantidades, puede causar irritación en el estómago.

10. Para desintoxicar el cuerpo

Ya sabes que el vinagre de manzana tiene extraordinarias cualidades depurativas y desintoxicantes. Además, mezclado con el limón y la lima (estimuladores hepáticos) se potencian sus capacidades desintoxicantes.

Ingredientes:

-Zumo de una naranja

-Zumo de un limón

-Zumo de una lima

-2 centímetros de ralladura de jengibre

-3 cucharadas de vinagre de manzana

-2 litros de agua fría

Preparación:

Pon los dos litros de agua en un recipiente de vidrio. Agrégale el zumo de la naranja, el limón y la lima. Añade el jengibre y las tres cucharadas de vinagre de manzana. Mezcla durante unos segundos con una cuchara y listo para beber. Tómala durante todo el día, comenzando en la mañana y hasta que la termines. Úsala por tres semanas y luego descansa por 15 días.

11. Para acné

El vinagre de manzana también es una forma natural de restaurar el equilibrio del pH de la piel, eliminando manchas oscuras y otras impurezas. ¿Quieres lucir una piel sin manchas? Por la noche, masajea el rostro con dos cucharadas de vinagre de manzana diluido en agua.

12. Para eliminar las arrugas

Para eliminar las antiestéticas arrugas de la cara, simplemente sumerge una bola de algodón en vinagre de sidra de manzana con agua y aplícala directamente en la zona afectada. Sostén el algodón en su lugar con un pedazo de cinta o curita y deja que trabaje durante la noche.

13. Para darle brillo al cabello

Lávate el pelo con champú y enjuágalo. Luego, aplica el vinagre de sidra de manzana diluido en agua antes de aplicar el acondicionador.

14. Para regular el azúcar en la sangre

El vinagre de manzana puede ayudar a los diabéticos a controlar sus niveles de azúcar en la sangre. Se puede tomar una cucharadita disuelta en un vaso de agua, 15 minutos antes de comer.

⇨

Ojo: si estás tomando medicamentos para la diabetes, recuerda que debes consultar con tu médico antes de tomar vinagre de sidra de manzana o cualquier otro remedio.

15. Para el mal aliento

Sus capacidades antisépticas ayudan a eliminar el mal aliento.

Modo de uso:

Vierte dos cucharadas de vinagre manzana en un vaso de agua. Haz gárgaras por unos 10 segundos y repite hasta acabar con la mezcla.

16. Para el olor corporal

De igual manera, el vinagre de manzana ayuda a combatir el pie de atleta, el mal olor y la sudoración de los pies y de las axilas.

Modo de uso:

Llena un recipiente donde puedas meter los pies con agua y añade ⅓ taza de vinagre de manzana. Sumerge los pies durante 15 minutos. Puedes hacer este tratamiento por una semana.

16

18 Superalimentos que necesitas tener en tu cocina

S eamos honestas, a todas las mujeres nos encantaría sacar la mayor cantidad de beneficios de los alimentos para sentirnos bellas, en forma y saludables con menos esfuerzo. Sería fabuloso, ¿verdad? Bueno, te tengo una buena noticia: ¡es posible!

La naturaleza nos ha brindado varios superalimentos tan potentes que solo una pequeña porción aporta a la rutina alimenticia un sinfín de beneficios y, además, ayudan a mejorar tu salud y tu figura. Se denominan superalimentos porque también son ricos en fitonutrientes, que ayudan al cuerpo a eliminar toxinas y desechos, manteniéndote alejada de las enfermedades.

──────────── **TEN PRESENTE QUE...** ────────────

Se consideran superalimentos por las extraordinarias propiedades nutricionales y múltiples beneficios que tienen para la salud, demostrados en estudios científicos. Sin embargo, no significa que debas comer solo estos productos y mucho menos que con ellos baste para bajar de peso.

Los superalimentos tienen distintos sabores, beneficios diversos y, por lo tanto, sus usos también son diferente. Para que no te confundas con toda la oferta que existe, en este capítulo decidí compartir contigo los 18 superalimentos que más me gustan y que serán aliados infalibles para ayudarte a hacer el camino más fácil y sencillo hacia ese cuerpo y esa salud que tanto deseas.

TIPS

Todo lo que le puedas brindar al organismo para recobrar la figura y tener un cuerpo más fuerte y sano es importante. Por eso te recomiendo que consumas:

- Moringa para llenarte de energía todas las mañanas.
- Semillas de chía para acabar con la ansiedad.
- Pasto integral para bajar la inflamación corporal y prevenir el cáncer.
- Semillas de cáñamo, la única proteína de planta que contiene los 22 aminoácidos que necesita el cuerpo. Excelente para los vegetarianos y veganos.
- Espirulina para desintoxicar el cuerpo.
- Maca para llenarte de energía y balancear las hormonas.
- Acai para rejuvenecer y mejorar la apariencia de la piel.
- Bayas de Goji para mejorar el rendimiento físico y la calidad del sueño.
- Pimienta Cayena para acelerar el metabolismo.
- Cúrcuma para desinflamar el cuerpo y evitar la acumulación de grasa.
- Té de oolong para llenarte de energía y acelerar el metabolismo.
- Semillas de linaza para controlar el apetito y acabar con la ansiedad.
- Sacha inchi para mantener los niveles de colesterol bajo control y facilitar la pérdida de peso.
- Lúcuma para retrasar el envejecimiento.

- Camu camu, la fuente más poderosa de vitamina C.
- Hongo chaga para fortalecer el sistema inmune.
- Aceite de algas, una fuente pura de omega-3 vegetal.
- Grosellas negras para llenar el cuerpo de antioxidantes y acabar con los radicales libres.

REMEDIOS

1. Moringa

Esta poderosa planta se ha puesto de moda por buenas razones, ya que tiene múltiples beneficios para la salud. La moringa contiene siete veces el contenido de vitamina C de las naranjas, cuatro veces el del calcio y el doble de proteínas que la leche, cuatro veces más vitamina A que las zanahorias y tres veces más potasio que las bananas.

Además, la moringa está cargada de aminoácidos, antioxidantes y omega-3. Añadir una cucharadita de moringa a tus bebidas, jugos y hasta a algunas comidas es una manera práctica de cargarlos de nutrientes sin gran esfuerzo.

Estudios recientes demuestran que consumir moringa ayuda a combatir la inflamación, además de prevenir el exceso de acumulación de grasa en el cuerpo.

Remedio #1

Ingredientes:
-½ cucharadita de moringa
-Zumo de 1 naranja
-1 cucharadita de miel de abeja
-1 taza de agua caliente

Preparación:
Mezcla todos los ingredientes en un vaso. Tómalo por la mañana durante tres semanas.

Remedio #2

Ingredientes:
-1 cucharada de hojas de moringa
-1 taza de agua tibia
-1 cucharada de miel

Preparación:
Prepara un té con las hojas de moringa. Cuélalo y tómalo en ayunas.

2. Semillas de chía

Son excelentes aliadas a la hora de perder peso, pues son muy efectivas para controlar el apetito. Estas diminutas semillas, originarias de Centroamérica, son la mejor fuente de fibra del planeta, con cinco gramos en tan solo una cucharada. Cuando estas pequeñas pepitas entran en contacto con el agua se inflan, lo que te permite sentirte satisfecha durante horas sin consumir muchas calorías. Además, están repletas de antioxidantes, vitaminas, fibra, aceite omega-3 y minerales. Se calcula que una cucharada de semillas de chía es suficiente para darle energía a una persona durante 24 horas. También son una fuente completa de proteínas que proporciona todos los aminoácidos esenciales, y son fáciles de digerir. Eso no significa que debas añadirle semillas de chía a todo lo que se te ocurra. Lo ideal es consumir entre una a dos cucharaditas al día para combatir la grasa abdominal.

Remedio #1

Ingredientes:
-1 cucharada de semillas de chía
-1 vaso de agua

Preparación:
Remoja las semillas de chía en el vaso de agua durante unos 15-20 minutos. Consúmelas en ayunas. También puedes agregarlas a ensaladas, sopas y batidos de proteína.

Remedio #2

Ingredientes:
-1 cucharada de semillas de chía en remojo
-1 taza de piña picada
-Zumo de 1 toronja
-1 vaso de agua

Preparación:
Remoja las semillas de chía en el vaso de agua durante unos 15-20 minutos. Luego mezcla todos los ingredientes en la licuadora. Tómalo en ayunas durante tres semanas.

3. Pasto integral (*wheatgrass*)

El pasto integral o pasto de trigo nuevo es un superalimento verde, muy valorado tanto por expertos en salud y en pérdida de peso. Contiene clorofila, un compuesto que ayuda a transportar oxígeno y nutrientes a las células del organismo a través de la sangre.

El pasto integral es muy rico en enzimas como la lipasa y amilasa, que ayudan a perder peso y fortalecen el sistema inmunológico. Esta hierba tiene excelentes propiedades desintoxicantes que estimulan y desintoxican el hígado y la sangre, lo cual protege al cuerpo de sustancias cancerígenas y a promover el funcionamiento óptimo de todo el organismo.

Te recomiendo consumir el pasto integral crudo para preservar las enzimas y nutrientes que contiene.

Ingredientes:
-1 puñado de pasto integral

Preparación:
Pásalo por el extractor de jugos y tómalo en ayunas recién preparado. Repite el proceso en la tarde, para otro vasito, con el estómago vacío.

4. Semillas de cáñamo

Siempre hago énfasis en la importancia de consumir proteína no solo porque es esencial para el funcionamiento del cuerpo, sino también porque es indispensable para perder peso. La proteína ayuda a sentirte satisfecha por más tiempo, alimenta los músculos y mantiene el metabolismo trabajando a su máxima potencia.

Las semillas de cáñamo están entre las fuentes más saludables y completas de proteína vegetal. Una alternativa excepcional para los vegetarianos y los veganos. Esta proteína vegetal te proporciona todos los aminoácidos esenciales en una forma fácil de digerir. También es una gran fuente de fibra y minerales como el magnesio, hierro, cinc y potasio.

⇨

Remedio #1

Bolitas de energía

Ingredientes (para 10-12 bolitas):

- ¾ taza de semillas de cáñamo
- ½ taza de coco deshidratado
- ¼ taza de jarabe de arce (*maple syrup*)
- ½ cucharadita de vainilla en polvo o 1 cucharadita de extracto de vainilla
- Pizca de sal
- 2 cucharadas de aceite de coco
- ⅓ taza de coco deshidratado, para decorar

Preparación:

Toma los primeros cinco ingredientes y mézclalos en un procesador de alimentos hasta que se forme una masa homogénea. Derrite el aceite de coco a fuego lento. Luego, agrégalo al procesador de alimentos y mezcla nuevamente. Toma una cucharada de la masa y forma una bolita. Hazlo con toda la mezcla. Luego, espolvorea el coco deshidratado sobre las bolitas. Ponlas en la nevera por lo menos 30 minutos. Disfrútalas y el resto guárdalo en la nevera o en el congelador.

Remedio #2

Jugo verde con semillas de cáñamo

Ingredientes:

- 2 ramas de apio
- ½ aguacate pequeño
- ½ pepino verde
- 1 manzana verde
- 1 cucharada de semillas de cáñamo
- Zumo de 1 limón
- 1 trozo de gel de sábila

Preparación:

Combina todos los ingredientes en la licuadora y ya está listo para disfrutar. Puedes tomarlo por las mañanas durante tres semanas.

5. Espirulina

Es una alga marina de color verdeazulado que fue utilizada por los aztecas durante siglos por su alto contenido de proteína y es uno de los ingredientes más saludables que puedes consumir.

La espirulina es una proteína completa, es decir, contiene todos los aminoácidos esenciales y el 90% de su contenido de proteína es digerible. Además, a diferencia de las paredes celulares de la mayoría de las verduras, las de la espirulina son suaves y muy fáciles de digerir.

Estudios han demostrado que acelera la oxidación de la grasa y reduce la oxidación de la glucosa. Este proceso hace que el cuerpo ocupe mayor cantidad de grasa como fuente de energía, lo que te ayuda a perder peso.

Remedio #1

Jugo verde con espirulina

Ingredientes:

- 1 pepino fresco
- 1 cucharada de espirulina
- 1 cucharada de zumo de limón (verde o amarillo)
- 1 manzana verde
- 1 cucharada de gel de sábila (*aloe vera*)
- ½ vaso de agua

Preparación:

Mezcla todos los ingredientes en la licuadora y licúa. Puedes tomarlo por las mañanas durante tres semanas.

Remedio #2

Jugo de espirulina con canela

Ingredientes:

- 1 puñado de acelgas y espinacas
- 1 taza de leche de almendras
- 1 cucharadita de espirulina
- 1 pizca de canela
- 1 servicio de polvo de proteína de vainilla (opcional)

Preparación:

Mezcla todos los ingredientes en la licuadora y ya está listo para disfrutarlo. Puedes tomarlo por las mañanas durante tres semanas.

6. Maca

Este superalimento proviene de una raíz que crece en Perú; es parte de la familia de la mostaza y ha sido utilizada durante siglos gracias a sus beneficios para la salud y la pérdida de peso. Es un buen aliado para adelgazar, ya que ayuda a acelerar el metabolismo, a balancear las hormonas y a reducir el estrés. Además, es conocida por incrementar la energía, mejorar el estado de ánimo y fomentar el sistema inmunológico. También es buena contra enfermedades y aumenta la función sexual. Tiene un sabor suave y delicioso, parecido al de la nuez, y se puede añadir a batidos y jugos verdes.

Remedio #1

Ingredientes:
- 1 cucharada de polvo de maca
- 1 vaso de leche de coco
- 4 fresas picadas

Preparación:

Mezcla todos los ingredientes en la licuadora y ya está listo para disfrutarlo. Puedes tomarlo por las mañanas durante tres semanas.

Remedio #2

Ingredientes:
- 1 taza de leche de almendras
- 1 cucharada de maca en polvo
- 1 cucharada de linaza
- ⅓ taza de fresas

Preparación:

Mezcla todos los ingredientes en la licuadora y ya lo tienes listo. Puedes tomarlo durante tres semanas por las mañanas.

7. Acai

Esta pequeña baya proviene de la palma de açai, que se encuentra en Centro y Suramérica. A pesar de su tamaño, su valor nutritivo es gigantesco. Además, suprime el apetito y los antojos, facilitando que te sientas satisfecha y nutrida con solo pequeñas porciones. Y por si fuera poco, también está repleta de antioxidantes que combaten la grasa.

⇨

Si la agregas a tus batidos, postres o desayunos, te ayudará a mejorar los niveles de energía, impulsar el metabolismo y hasta a nivelar las hormonas.

Desayuno energético

Ingredientes:

-¼ de taza de acai (en polvo o congelado)

-⅓ de taza de fresas picadas

-⅓ de taza de frambuesas

-⅓ de taza de arándanos frescos

-⅓ de taza de avena en hojuelas cocida

-2 cucharadas de coco deshidratado

-2 cucharadas de bayas goji

-2 cucharadas de miel

Preparación:

Vierte en un contenedor la avena cocida. Luego, agrega todas las frutas, la miel para endulzar y ¡a disfrutar esta rica manera de desayunar y tener un día lleno de energía, sabor y antioxidantes!

8. Bayas de goji

Este pequeño fruto de color anaranjado-rojizo proviene de un arbusto que crece en China y ha sido consumido durante siglos por sus poderes rejuvenecedores. Las bayas de goji están llenas de antioxidantes y son conocidas por sus atributos contra el envejecimiento. Son aliadas ideales cuando se quiere perder peso, ya que ayudan a acelerar la quema de grasa y a regular el azúcar en la sangre. Contienen vitaminas, fibras y minerales esenciales. Si quieres potenciar jugos y batidos, puedes agregarles unas bayas de goji.

Bebida antienvejecimiento

Ingredientes:

-½ taza de bayas de goji

-1 taza de arándanos

-2 cucharaditas de cacao en polvo

-2 tazas de leche de almendras

Preparación:

Mezcla todos los ingredientes en la licuadora y ya está listo. Puedes tomarlo por las mañanas durante tres semanas.

9. Pimienta Cayena

Una de mis especias favoritas. Aparte de darle un rico sabor picante a las comidas, tiene un compuesto llamado capsaicina, cuyo poder termogénico acelera el metabolismo 20% más que cualquier condimento o sazonador y ayuda a quemar calorías de 20 a 30 minutos después de haber comido.

Además de obligarnos a tomar más agua (o líquido) mientras comemos, cuando agregas algo picante a comidas o bebidas te sientes mucho más satisfecha que cuando comes algo insípido. Por eso la pimienta Cayena te ayudará a sentirte llena con porciones más pequeñas.

Jugo con pimienta Cayena

Ingredientes:	Preparación:
-2 rodajas de piña	Mezcla todos los ingredientes en la licuadora y lo tienes listo para disfrutar. Puedes tomarlo por tres semanas, en las mañanas.
-1 pizca de pimienta Cayena	
-2 centímetros de raíz de jengibre pelada	
-Zumo de 1 limón	
-1 vaso de agua	
-1 pedacito de raíz de cúrcuma pelada	

10. Cúrcuma

Esta especia de color amarillo brillante es conocida como la reina de las especias por sus propiedades antiinflamatorias y antioxidantes. Es famosa además por sus cualidades para adelgazar y quemar grasa.

La cúrcuma aumenta el calor del cuerpo, el cual, a su vez, puede aumentar el ritmo del metabolismo. Además, ofrece otros beneficios para la salud, como mantener las hormonas en balance durante la menstruación.

La cúrcuma estimula el flujo de la bilis en la vesícula biliar y permite una mejor digestión. Es ideal para quemar la grasa del vientre porque reduce la oxidación y la inflamación en el interior de las células grasas.

⇨

Jugo con cúrcuma

Ingredientes:

-1 manzana

-2 tallos de apio

-1 pieza de cúrcuma

-Zumo de 1 limón

-½ pepino

-1 manojo de diente de león

-Un par de cucharadas de agua

Preparación:

Pon todos los ingredientes en una licuadora, licúa y listo. Puedes tomarlo en ayunas, o en cualquier momento, siempre que sea antes de las 4:00 p.m., durante tres semanas.

11. Té de oolong

Tal vez me hayas escuchado hablar muchas veces del té de oolong, y es que me encanta porque tiene un montón de beneficios para la pérdida de peso y para la salud. Está lleno de antioxidantes y polifenoles que aceleran el metabolismo hasta 43% más que cualquier otro té. Además, contiene un compuesto llamado EGCG, que es a menudo utilizado por los fabricantes de píldoras de dieta para acelerar el metabolismo. Es fenomenal como alternativa para el café, ya que te llena de energía naturalmente y sin las contraindicaciones relacionadas con las altas dosis de cafeína (retención de líquido, pérdida de calcio y magnesio a través de la orina, etcétera.)

Si lo tomas a diario, verás cómo te sentirás con más energía para hacer ejercicios y querrás aumentar su intensidad.

Remedio #1

Té de oolong

Ingredientes:

-1 bolsita de té de oolong

-1 taza de agua

-1 cucharadita de miel (opcional)

Preparación:

Pon la bolsita de té en una taza con el agua recién hervida y agrega la miel. ¡Listo tu té oolong!

Remedio #2

Té energético y quemador de grasa

Ingredientes:

-1 taza de té de oolong preparado previamente

-1 cucharada de cúrcuma en polvo

-1 pizca de pimienta Cayena

-1 cucharada de miel

-Zumo de 1 limón

Preparación:

Mezcla todos los ingredientes en un vaso y ya. Tómalo por la mañana o antes de ir al gimnasio.

12. Semillas de linaza

Estas pequeñas semillas contienen ácidos grasos omega-3, que estimulan los órganos encargados de quemar grasa y, al mismo tiempo, impiden que el cuerpo la almacene en exceso.

Consumir semillas de linaza ayuda a los músculos a recuperarse rápidamente y estimula el uso de grasa como energía. También contiene una alta cantidad de fibra dietética, lo cual es bueno para la digestión y para acabar con los antojos. La linaza es un excelente cereal que ayuda a bajar de peso y es muy fácil de incorporar a la alimentación. Puedes hacerlo, ya sea en su forma original, en ensaladas, batidos, jugos, postres o como aceite.

Remedio #1

Batido con linaza

Ingredientes:

-1 tallo de apio

-1 taza de espinacas

-1 trozo de piña

-1 taza de agua de coco

-2 cucharadas de linaza molida

Preparación:

¡Pon todos los ingredientes en una licuadora, licúa y listo! Puedes tomarlo en ayunas o a cualquier hora, antes de las 4:00 p.m. durante tres semanas.

⇨

Remedio #2

Ingredientes:
-1 taza de piña en cubos
-½ taza de sábila (*aloe vera*)
-1 cucharadita de semillas de linaza
-1 vaso de agua

Preparación:
¡Coloca todos los ingredientes en una licuadora, licúa y listo! Puedes tomarlo en ayunas o a cualquier hora antes de las 4:00 p.m. durante tres semanas.

13. Sacha inchi

Uno de los últimos superalimentos de moda. La sacha inchi es nativa de Sudamérica y del sudeste de Asia. Se conoce también como maní de montaña o cacahuate sacha. Esta semilla contiene 17 veces la cantidad de aceite omega-3 que el salmón (lo más alto encontrado en plantas), al igual que posee los ocho aminoácidos esenciales. Esto la hace una fuente perfecta de ácidos grasos para los veganos y vegetarianos.

Se calcula que una sola onza de Sacha inchi contiene alrededor de 8 gramos de proteína, una cifra más alta que las almendras, que son aproximadamente seis gramos por onza. Estas semillas son buenas fuentes de fibra y carotenoides de vitamina A.

Además, nos dan una sensación de bienestar y mejoran el estado de ánimo, puede mejorar los niveles de colesterol en la sangre, mejorar la visión, combatir la inflamación y prevenir enfermedades cardiovasculares, entre una larga lista de beneficios.

Puedes esparcirlas sobre las ensaladas y desayunos, o usarla como aceite o en polvo para los batidos. Las consigues en supermercados y tiendas naturistas.

Ingredientes:
-1 cucharada de aceite de sacha inchi

Preparación:
Toma una cucharada de aceite de sacha inchi cada mañana, con el estómago vacío. También puedes tostar las semillas y consumirlas como merienda.

14. Lúcuma

Esta fruta originaria de América del Sur, especialmente de Perú, es conocida como el "oro de los incas". Tiene un sabor similar a la papa dulce, con una contextura más

⇨

firme. Fue descubierta en los años 1500 por los europeos y era conocida como fruta del huevo.

Es maravillosa porque, pese a su sabor dulce, contiene un endulzante natural de bajo índice glicémico. Esto la hace ideal para estabilizar los niveles de azúcar en la sangre y aumentar los niveles de energía, especialmente en quienes sufren de diabetes.

La lúcuma contiene la misma cantidad de calcio que un vaso de leche de vaca y tiene grandes cantidades de betacaroteno. Además, es rica en 14 minerales traza esenciales, antioxidantes, hierro, vitamina C, fibra y cinc. Este fruto combate y previene enfermedades. Además tiene propiedades antifúngicas, antimicrobianas y antibióticas, por lo que se utiliza como una medicina curativa natural en América del Sur.

Un estudio que realizó la Universidad Estatal de Nueva Jersey determinó que el extracto de lúcuma tiene un efecto antiinflamatorio que reduce los efectos del envejecimiento en la piel y promueve la regeneración de los tejidos, haciéndolo un aliado para la cicatrización de heridas.

La lúcuma generalmente se consume en batidos y helados, pero también se puede conseguir en polvo.

Bebida con lúcuma

Ingredientes:	Preparación:
-1 taza de leche de almendras o de coco	Mezcla los ingredientes en un vaso y listo para disfrutar. Puedes añadir lúcuma en polvo a otros batidos y jugos.
-1 cucharada de lúcuma en polvo	

15. Camu camu

Proviene de un arbusto encontrado en las áreas inundadas y pantanosas de la selva amazónica. Es uno de los alimentos con la mayor cantidad de vitamina C en el planeta. Contiene aproximadamente 60 veces más la cantidad de vitamina C que una naranja y 56 veces más que el limón, posee una mezcla potente de aminoácidos como serina, leucina y valina y contiene un compuesto activo denominado 1-metil-malato, el cual se cree que es bueno para ayudar a la función hepática.

⇨

Consumir este fruto ácido hace que produzcas más serotonina, lo que mejorará tu humor y estado de ánimo. Es ideal para quienes sufren de depresión.

Gracias a su gran contenido de vitamina C te puede ayudar a aumentar tus niveles de energía, mantener bajo control el cortisol, responsable por acumular grasa abdominal y ayudarte a rejuvenecer el cuerpo.

Se puede conseguir en tiendas naturistas en polvo, cápsulas y en aceites.

Ingredientes:	Preparación:
-1 cucharadita de camu camu en polvo	Mezcla los ingredientes en un vaso y
-1 vaso de agua	listo para disfrutar.

16. Hongo chaga (*Chaga mushroom*)

Este revolucionario hongo o champiñón ha sido considerado por algunos doctores como una posible alternativa natural para tratar el VIH (Virus de Inmunodeficiencia Humana) gracias a su eficacia como antiviral.

El hongo chaga crece en el hemisferio norte (necesita de un clima más frío y templado), y aunque tiene una apariencia poco apetitosa, te puedo asegurar que sus beneficios son extraordinarios.

Entre una larga lista de beneficios, se ha comprobado que reduce la inflamación, mejora la resistencia física, normaliza los niveles de azúcar y colesterol, estimula el sistema inmunitario, protege la función del hígado, mejora la apariencia de la piel y ayuda contra las úlceras y la gastritis, entre otros.

Modo de uso:

Lo puedes consumir como té o como suplemento en cápsulas.

17. Aceite de algas

Es una fenomenal fuente de ácidos grasos omega-3 (para mis seguidoras vegetarianas y veganas). Una cucharada de aceite de algas contiene más grasa monoinsaturada que el aceite de oliva, 13 gramos en comparación a 9.9 gramos para ser exacta. Además, contiene solo un cuarto de la grasa saturada que tienen otros aceites populares en el mercado.

⇨

Es una alta fuente de DHA (ácido docosahexaenoico), uno de los ácidos grasos omega-3 más beneficiosos para nuestra salud. Ciertos estudios han sugerido que consumir el DHA proveniente del aceite de algas puede ayudar a reducir los niveles de triglicéridos en la sangre y aumentar los niveles de colesterol HDL (colesterol bueno). Su consumo también ayuda a disminuir la inflamación del cuerpo y a reducir los coágulos de sangre.

Además, el aceite de algas tiene un alto punto de humeo o humo (conocido en inglés como *smoking point*), lo cual indica la temperatura en la que el aceite comienza a degenerarse y perder sus propiedades.

Modo de uso:

Puedes usarlo como aceite regular o tomarlo en forma de suplemento.

18. Grosella negra (*blackcurrant*)

Es un superalimento que está siendo añadido a un sinfín de polvos nutricionales e incluso a medicamentos. Las grosellas contienen un compuesto llamado antocianinas que le dan una gran carga de antioxidantes. Esta fruta contiene aproximadamente el doble de antioxidantes que los arándanos.

Su alto contenido de vitaminas B esenciales (como la B1, B5 y B6) resulta primordial para regular el metabolismo y ayuda a llenar tu cuerpo de energía.

Se recomienda especialmente el consumo de aceite de semilla de grosella negra a las mujeres con síntomas premenstruales, periodos dolorosos o que están experimentando la menopausia.

Las puedes conseguir naturales, congeladas, en forma de té, aceite o suplementos.

Modo de uso:

De manera natural o congeladas, puedes añadirlas a tus meriendas con nueces, a tu avena en el desayuno o incluso a tus ensaladas en el almuerzo.

17

Edulcorantes, el dulce engaño que te engorda

Sabemos que consumir azúcar refinada no es la mejor opción cuando queremos adelgazar. Pero ¿qué pensarías si te digo que los sobrecitos de edulcorantes que usas en jugos o café pueden ser tan o más dañinos para el cuerpo y para perder peso que unas cucharadas de azúcar?

¡Pues así es! Yo solía echárselos ¡a todo! Además, compraba todas las comidas y las bebidas que decían "cero azúcar" o *sugar free*, con la excusa de ahorrarme calorías y así poder comer todo lo que se me atravesara. De esa forma, según yo, no quedaba como una glotona, pues en nombre de la dieta, me "sacrificaba". ¡Ah!, y si alguien me criticaba, mi respuesta siempre era la misma: "¡No tiene azúcar!"

El problema era que la balanza, en vez de bajar, siempre subía, y las ganas de comer estos productos eran cada vez mayor, especialmente las gaseosas de dieta y el café. No me podía faltar ese sobrecito de color amarillo que compraba en grandes cantidades para que no se me acabara, porque eso sí que era el fin del mundo.

Una vez comencé a cambiar mi estilo de vida y me divorcié para siempre del café y las gaseosas de dieta, también los endulzantes artificiales entraron en el acuerdo. Mi apetito comenzó a bajar y empecé a sentirme muchísimo mejor, mi energía aumentó y, actualmente ino los soporto!

Qué son los edulcorantes o endulzantes artificiales

Los edulcorantes son una mezcla de sustancias químicas utilizadas como remplazo del azúcar, para rebajar o anular completamente las calorías sin eliminar el sabor dulce en los alimentos. Estos pueden superar hasta mil veces el poder dulcificante de la misma azúcar.

Varios estudios han demostrado que los edulcorantes estimulan el apetito, aumentan los antojos por los carbohidratos y producen una variedad de cambios en el metabolismo que facilitan el almacenamiento de grasa. Todo lo contrario de lo que dicen algunos anuncios comerciales. En el estudio *Apetite*, realizado en 2012, los investigadores mostraron que la sacarina y el aspartame, dos conocidos edulcorantes, generan más aumento de peso que el azúcar. Esto ocurre porque el cuerpo no se deja engañar.

Además deberías tener en cuenta que cuando ingieres azúcares, tu cuerpo reacciona para que te sientas feliz, mientras las calorías hacen que el organismo libere la hormona del apetito, para que tengas

TEN PRESENTE QUE...

Se ha demostrado que los edulcorantes artificiales pueden generar y empeorar la resistencia a la insulina, producir problemas cardiovasculares y, según el Dr. Woodrow Monte, experto en toxicología, promover la aparición del Alzheimer, debido a la toxicidad con etanol.

sensación de saciedad. Sin embargo, no sucede lo mismo cuando consumes endulzantes artificiales. Como te conté, estos por lo general no tienen calorías, por lo que la vía del placer del cerebro se activa con el sabor dulce, pero no hay nada que la desactive, pues las calorías que espera el cuerpo nunca llegan. Este desequilibrio provoca una reacción en el cuerpo, generando más hambre y antojos.

A continuación tienes una lista de los edulcorantes artificiales más peligrosos disponibles en el mercado:

- Aspartamo (Aspartame)
- Acesulfamo de potasio (*Acesulfame potassium*)
- Alitame
- Ciclamato (*Cyclamate*)
- Dulcin
- Equal
- Glucina (*Glucin*)
- Kaltame
- Mogrosides
- Neotame
- NutraSweet
- Nutritiva
- Fenalanina (*Phenlalanine*)
- Sacarina (*Saccharin*)
- Splenda
- Sorbitol
- Sucralosa (*Sucralose*)
- Twinsweet
- Sweet 'N Low

Los 4 peores edulcorantes artificiales

Aspartamo
(Equal, NutraSweet, NatraTaste Blue)

Se usa en más de 6 mil productos y bebidas y en más de 500 medicamentos, con receta y de venta libre. También se encuentra presente en bebidas y comidas que no han sido calentadas.

Estudios que demuestran problemas	*Efectos secundarios*
Un estudio realizado por el *American Journal of Industrial Medicine* demostró que el aspartame no solamente produce efectos cancerígenos, sino que también deteriora la memoria y aumenta la oxidación del estrés en el cerebro. Además, es importante saber que si estás embarazada o amamantando debes evitar este producto a toda costa.	-Migrañas -Dolores de cabeza -Cambios de estado de ánimo -Mareos -Trastornos maniacos

Sucralosa
(Splenda)

Es 600 veces más dulce que el azúcar y es extremadamente adictiva. Inicialmente fue desarrollada como pesticida, no para consumo humano.

Estudios que demuestran problemas	*Efectos secundarios*
En un estudio realizado en 2014 la sucralosa fue catalogada como una comida de "cuidado" por generar leucemia en ratas. Otro estudio similar encontró que cocinar con sucralosa a altas temperaturas genera compuestos tóxicos para el cuerpo.	-Altera la glucosa -Altera la insulina -Tiene un efecto tóxico en el cuerpo, ya que no puede ser metabolizada.

Acesulfamo de potasio
(ACE, ACE K, Sunette, Sweet One, Sweet 'N Safe)

Está compuesto de una sal de potasio que contiene cloruro de metileno. El Acesulfame K se encuentra normalmente en goma de mascar sin azúcar, bebidas alcohólicas, dulces e incluso yogurts dulcificados. A menudo se usa en combinación con aspartamo y otros edulcorantes no calóricos.

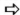

Estudios que demuestran problemas	Efectos secundarios
El consumo constante de cloruro de metileno está relacionado con náuseas, algunos tipos de cáncer, problemas del hígado y visión, e incluso, con el autismo.	-Problemas gastrointestinales -Problemas con el metabolismo -Hinchazón -Gases -Cólicos -Diarrea

Sacarina
(Sweet 'N Low)

Está compuesta de una sal de potasio que contiene cloruro de metileno. Lamentablemente, se encuentra en medicamentos para niños como aspirinas y jarabe para la tos, entre otros.

Estudios que demuestran problemas	Efectos secundarios
En 1970 se creyó que la sacarina podría causar cáncer de vejiga y requería tener una advertencia en la etiqueta. Sin embargo, se sigue usando y algunos estudios todavía lo relacionan con problemas de salud.	-Se cree que la sacarina contribuye a la fotosensibilidad -Náuseas -Trastornos digestivos -Taquicardia -Relación con algunos tipos de cáncer.

Dónde se ocultan

Es muy importante que tengas claro que los edulcorantes artificiales pueden dañar severamente tu salud y también que pueden estar "escondidos" en las etiquetas de comidas procesadas y pre-empacadas.

No es sorpresa que estos edulcorantes se encuentran en comidas procesadas, medicamentos y bebidas, como las gaseosas, pero apuesto a que no sabías que también se encuentran en estos productos:

- Pasta de dientes y enjuague bucal.
- Vitaminas masticables para niños.

- Jarabe para la tos y medicamentos líquidos.
- Chicles.
- Agua y bebidas sin calorías.
- Bebidas alcohólicas.
- Aderezos para ensaladas.
- Helado de yogurt y otros postres congelados.
- Dulces.
- Productos horneados.
- Yogurt.
- Cereales de desayuno.
- Comidas procesadas para meriendas.
- Jugos de frutas y bebidas *light*.
- Carnes preparadas.
- Embutidos y carnes ahumadas.
- Suplementos para pérdida de peso.
- Polvos de proteína.
- Bebidas energéticas y deportivas.
- Chicle de nicotina.

Mis Top 10 de endulzantes naturales

Ya que te di las malas noticias y las evidencias que necesitas, ahora quiero darte mi Top 10 de edulcorantes naturales que puedes utilizar a diario sin riesgo para tu salud. Para ser honesta, preferiría que no utilizaras edulcorantes, pero como sé que no es sencillo, aquí te dejo mis opciones.

1. Miel de abeja cruda y orgánica

Uno de mis favoritos. Cargado de antioxidantes, potasio, enzimas, hierro y vitamina B6 que, en conjunto, contribuyen a mejorar el tracto intestinal, eliminar los radicales libres y llenarte de energía.

Modo de uso:

Puedes añadirla a avena, yogurt, bebidas, té y aderezos de ensaladas. No es recomendable cocinar con miel cruda.

2. Stevia

Un edulcorante sin calorías. Mantiene los niveles saludables de azúcar en la sangre y contribuye a la pérdida de peso.

Modo de uso:

Se puede usar para cocinar a altas temperaturas. Recuerda que es 200 veces más dulce que el azúcar, así que úsala con moderación.

3. Dátil

Esta fruta es perfecta para preparar muchos dulces. Es rica en magnesio, hierro y potasio. Los dátiles son fáciles de digerir y ayudan a metabolizar los carbohidratos, grasas y proteínas.

Modo de uso:

Puedes hacer una pasta con la fruta. Asegúrate de quitarle la semilla.

4. Azúcar de coco

Un ingrediente versátil y fácil de conseguir. Contiene calcio, potasio, antioxidantes, cinc, fósforo y fitonutrientes.

Modo de uso:

Puedes usarla como usarías el azúcar.

5. Fruta del monje

Una manera revolucionaria de endulzar sin calorías. Proviene de una planta del norte de Tailandia y el sur de China. No aumenta los niveles de glucosa en la sangre y ayuda a bajar el colesterol y los triglicéridos.

Modo de uso:
Puedes usarla para cocinar y hornear.

6. Néctar de coco

Contiene 22 aminoácidos y enzimas. Es procesado en los intestinos, en lugar de en el hígado y además es de bajo índice glicémico.

Modo de uso:
Úsalo como usarías otro sirope.

7. Sirope de yacón

Un endulzante de moda en Suramérica. Tiene muy pocas calorías, pero contiene prebióticos y ayuda a disminuir los niveles de azúcar en la sangre.

Modo de uso:
Este sirope es súper versátil y combina con una gran variedad de recetas. Puedes sustituir otros edulcorantes con este jarabe en recetas para dulces horneados, salsas y otros platos. El yacón es perfecto para desayunos, con la avena y el yogurt griego, por ejemplo.

8. Sirope de arce

Una fabulosa fuente de magnesio, calcio, potasio y cinc. Un endulzante natural que ayuda a reducir el daño oxidativo en el cuerpo y a neutralizar los radicales libres.

Modo de uso:
Lo puedes usar en salsas, para hornear, glasear y marinar. Es resistente al calor.

9. Canela

Una manera antigua, sencilla y saludable de endulzar. Ayuda a bajar los niveles de azúcar en la sangre y a mejorar la digestión.

Modo de uso:

Puedes añadirla a la avena, bebidas, yogurt, etcétera.

10. Azúcar de dátiles

Bastante dulce y poco refinada. Está cargada de vitaminas y fibra. Cabe resaltar que puede ser alta en calorías.

Modo de uso:

Puedes usarla como usarías el azúcar. Perfecta para hornear.

18

¿Energía sin cafeína? ¡Sí, es posible! Aumenta tus niveles de energía naturalmente

Si eres una de esas mujeres que lo primero que piensa al levantarse es en el aroma único que emana el café; si sientes además que sin esa bebida no puedes comenzar el día; si crees que es lo más importante que tienes que hacer antes de darte una ducha o desayunar, entonces, sin lugar a duda, tienes que leer esto.

Te entiendo, necesitas energía extra para cumplir con tu papel de madre, esposa, trabajadora, ama de casa y mujer. Créeme, durante mucho tiempo yo misma fui una de esas que necesita una gran taza de café negro para sentirse despierta y con ánimo. Si no lo bebía, no me podía concentrar y me sentía cansada durante todo el día. Vengo de uno de los países que más café producen y donde disfrutarlo se considera parte de la tradición. Renunciar a esta bebida realmente me rompió el corazón.

Sin embargo, después de tres semanas sin beber ni un sorbito de café, ni siquiera me acordaba de que existía; incluso el olor me molestaba. Es más, saqué la cafetera de mi casa para siempre y convencí a mi esposo (que es completamente "gringo" y por lo tanto lo tenía incorporado a la rutina del desayuno) para que también lo abandonara.

Basándome en mi experiencia, busqué información sobre lo que ocurre con el café y encontré que consumir grandes cantidades de cafeína es adictivo y, por ende, muy dañino para la salud. La cafeína es un estimulante que actúa sobre el sistema nervioso central, generando primero una sensación de **alerta**, aunque luego produce una **fase depresiva**, que se manifiesta en cansancio, nerviosismo, irritabilidad, fatiga y, con frecuencia, dolor de cabeza.

Además, el café:

- Aumenta las hormonas del estrés.
- Disminuye la sensibilidad a la insulina.
- Aumenta el riesgo de enfermedad cardiaca.
- Crea ansiedad y dependencia.
- Estresa las glándulas suprarrenales, dejándote como un zombi durante todo el día sin poder entender por qué te sientes así.

Pero este capítulo no trata sobre crear una controversia con esta popular y adictiva bebida, sino de ofrecerte alternativas prácticas y otras opciones de bebidas saludables con las que puedes aumentar el consumo de vitaminas y antioxidantes que te ayuden a tener más energía y vitalidad, a sentirte más relajada y, lo que es mejor, "rejuvenecida" durante todo el día.

Antes de continuar, es importante advertirte sobre las famosas bebidas energéticas, que están tan de moda a pesar de que son muy

─────────── TEN PRESENTE QUE... ───────────

Si sientes fatiga permanente o cansancio crónico,
acude a una revisión con tu médico para ver si
la falta de energía se debe a un problema de salud
(como la fatiga adrenal).

nocivas para la salud. Sé que hay muchas mujeres que las toman para llenarse de energía por la mañana o antes de ir al gimnasio, sin darse cuenta de la gran cantidad de ingredientes peligrosos que están ingiriendo.

Para ayudarte, a continuación describo los ingredientes más comunes presentes en estas bebidas que debes evitar a toda costa.

Ingredientes	Supuesto beneficio	Riesgo
Polvo de cafeína	Mejora la atención, el rendimiento atlético, colabora en la pérdida de peso.	Convulsiones, arritmia cardiaca, paro cardiaco, posiblemente muerte. Particularmente peligroso cuando se combina con otros estimulantes.
Taurina (*taurine*)	Es un tipo de aminoácido que no lo produce o sintetiza el cuerpo. Supuestamente mejora el rendimiento deportivo y da energía.	Problemas del corazón, arritmia, convulsiones, hipertensión arterial y hasta derrames cerebrales.
Saborizantes naturales y artificiales	Imitación de sabores naturales.	Adictivos, no tienen valor nutricional y promueven el aumento de peso.
Azúcar y edulcorantes artificiales	En el caso de los edulcorantes, el "beneficio" es un dulce sabor con pocas (o ninguna) calorías.	Abren el apetito, afectan los niveles de azúcar en la sangre, provocan dolores de cabeza, algunos están relacionados con cáncer y depresión.
Colorantes artificiales (Rojo 40, Azul número 1, Amarillo número 5, Amarillo número 6 y colorante de caramelo (*caramel coloring*).	Darles color y gusto a las comidas, suplementos y hasta a algunas vitaminas.	Cáncer, problemas de atención, alergias e hiperactividad.

⇨

Ingredientes	Supuesto beneficio	Riesgo
Ephedra	Pérdida de peso, aumento de la energía, mejora el rendimiento deportivo y elimina la fatiga.	Mareos, ansiedad, ataques cardiacos, derrames cerebrales, convulsiones y muerte repentina.
Cantidad excesiva de vitaminas del complejo B	Es bueno para la salud si se consume la cantidad adecuada. Por ejemplo, la bebida energética Monster contiene 200% del valor o límite diario recomendado de niacina (B3).	Problemas de la piel, daño hepático, visión borrosa y daño nervioso.
Yohimbe	Presuntamente mejora ciertos problemas sexuales y combate la obesidad.	Aumenta la presión arterial, genera dolores de cabeza, convulsiones, problemas de hígado y riñón.

TIPS

- Come bien. Consume alimentos con un bajo índice glucémico, es decir, que tengan menos azúcares que sean absorbidos lentamente. Esto puede evitar el bajón de energía que normalmente ocurre después de comer azúcares o almidones refinados. Entre los alimentos con un bajo índice glucémico están las verduras con alto contenido de fibra, nueces y aceites saludables como el aceite de oliva, salmón y el aguacate. En general, los alimentos ricos en carbohidratos tienen los índices glucémicos más altos. Las proteínas y las grasas tienen índices glucémicos cercanos a cero.
- Elige bien tus fuentes de cafeína. Te recomiendo fuentes de cafeína vegetal como el té verde o el té de oolong, entre otros. Aunque es verdad que la cafeína ayuda a aumentar la claridad mental,

si lo consumes muy tarde o en exceso puede causar insomnio o drenar las glándulas suprarrenales, las cuales se encargan de proporcionarte energía.

- Date baños de sol. Además de ser totalmente gratis, la luz solar es la mejor fuente de energía que existe. Tomar el sol te ayudará a despertar el cuerpo naturalmente, mientras mejora tu ánimo y activa todo tu organismo. Debido al estilo de vida actual, trabajando en lugares cerrados, dentro de la casa y todas las actividades que realizamos bajo techo, dejamos de salir al aire libre y de disfrutar de tiempo bajo el sol. Te recomiendo que pases como mínimo unos 10 a 15 minutos diarios recibiendo un poco de su energía natural.

- Aumenta tu ingesta de magnesio. Este mineral es importante para convertir la glucosa en energía. Los médicos recomiendan 300 miligramos al día para las mujeres. Una buena manera de obtenerlo es comiendo un manojo de nueces o agregar más pescado a la alimentación (especialmente halibut o lenguado), etcétera.

- Hidrátate. Mantenerse hidratada es un factor muy importante para el funcionamiento de todo el organismo, incluyendo los niveles de energía. Algunas personas confunden la hidratación con la fatiga. Según expertos, la deshidratación es una de las causas principales por la que mucha gente se siente siempre agotada. Asegúrate de tomar por lo menos ocho vasos de agua al día.

- Consume vitamina B12. Es fundamental para la producción de energía en el cuerpo. Su efecto es tan importante que es uno de los primeros suplementos que me prescribieron cuando sufrí de fatiga adrenal (un síndrome que produce síntomas como cansancio excesivo y depresión debido al mal funcionamiento de las glándulas suprarrenales y bajo nivel de cortisol).

- Ejercítate. Aunque muchas mujeres se sienten agotadas con el solo hecho de pensar en el ejercicio, lo cierto es que resulta perfecto para aumentar nuestros niveles de energía. Cuando te mueves, estimulas el flujo sanguíneo dentro del cuerpo, lo cual incrementa la cantidad de oxígeno proveniente de músculos y tejidos, ayudándote así a despertarte y sentirte más alerta tanto física como mentalmente. El ejercicio hace que el cuerpo libere epinefrina y norepinefrina, hormonas que incluso en pequeñas cantidades pueden hacerte sentir con más energía.

- Come regularmente. Así como los autos necesitan combustible para andar, tú también necesitas comida para evitar sentirte cansada. Esto mantiene estables los niveles de azúcar en tu sangre, ya que cuando se desequilibran pueden causar bajones de energía.

- No esquives el desayuno. Se ha comprobado que aquellas personas que no desayunan reportan mayor fatiga y peor humor durante el día.

- Consume manzanas. Si estás acostumbrada a tomarte un café para despertarte, te invito a que lo remplaces por una manzana. Estudios han demostrado que comer una manzana por la mañana es más efectivo y rápido que el café para aumentar tu nivel de energía de forma natural. Las manzanas son ideales porque contienen fibra, vitamina C y carbohidratos complejos, necesarios para equilibrar el nivel de azúcar en la sangre en el transcurso del día. Mejor todavía es comprar manzanas orgánicas.

- Dile adiós al alcohol. Aunque puede ayudarte a dormir más rápido, interrumpe la capacidad del cuerpo de dormir profundamente, lo que provoca que disminuya la calidad del sueño y, como consecuencia, te sientas agotada al día siguiente.

- Usa aromaterapia. Los olores tienen efectos en el cuerpo. Algunos aromas nos abren el apetito, otros nos dan náuseas y algunos nos pueden ayudar a sentirnos más activas y despiertas. Olores como el de la naranja, el limón, la toronja y la menta te ayudarán a llenarte de ánimo y a sentirte con más energía durante todo el día.

- Reduce el estrés. Las emociones inducidas por el estrés consumen grandes cantidades de energía. Puedes probar terapias de relajación, meditación, yoga, hablar con familiares y amigos, reunirte con un grupo de apoyo o incluso ver a un psicoterapeuta.
- No trabajes más de la cuenta. No seas adicta al trabajo. Te recomiendo que hagas una lista de obligaciones y prioridades, incluyendo las de tipo profesional, personal y familiar, para organizarte y bajar los niveles de estrés. Además te ayuda a distribuir la energía equitativamente durante el día.
- Disminuye el consumo de azúcar y carbohidratos refinados. Ya que estos causan alza en los niveles de insulina que pueden dar una sensación de cansancio repentino, lo que también se conoce como *crash*.
- Deja el cigarrillo. La nicotina aumenta el ritmo cardiaco y afecta al cerebro, causándonos insomnio. Además, al ser altamente adictivo, mucha gente se despierta a media noche con antojos de fumar.
- Mejora las horas de sueño. Cantidad no necesariamente implica calidad. Te recomiendo que no tomes siestas durante el día.
- Ríete a menudo. Seguramente has escuchado que la risa es la mejor medicina ipues es cierto! Reír no solo te relajará y te hará quemar más calorías, sino que además te llenará de energía, ya que tiene un efecto en el cuerpo similar al ejercicio. Así es que la próxima vez que te sientas un poco cansada o fatigada, ve una película o un video divertido o simplemente llama a alguien gracioso, de esas personas que siempre tienen un chiste en la punta de la lengua.

Ahora que ya conoces mis truquitos para aumentar los niveles de energía, también quiero compartir contigo mis remedios y bebidas naturales para activarte cada día, sin necesidad de sustancias químicas peligrosas ni café.

1. Té de oolong

Tengo que empezar con mi opción favorita para sustituir el café: el té de oolong. Desde que lo probé hace años me pareció fenomenal porque te da el doble de energía que el té verde, tiene un sabor delicioso y una pequeña dosis de cafeína vegetal que me llena de energía sin crear adicción. Otros de sus beneficios son:

-Contiene polifenoles, que impulsan dos veces más la quema de grasa que cualquier otro té.

-Es una buena fuente de antioxidantes, los cuales tienen un efecto antienvejecimiento.

-Ayuda a eliminar los radicales libres vinculados con problemas como infartos, enfermedades cardiacas, diabetes, artritis reumatoide y hasta ciertos tipos de cáncer.

-Promueve la pérdida de peso de manera natural porque acelera el metabolismo, lo cual aumenta la capacidad del cuerpo de quemar calorías.

-Fortalece los huesos previniendo la osteoporosis y las fracturas. Incluso fortifica los dientes.

-Controla la diabetes al regular el nivel de azúcar e insulina en la sangre, ayudándote a mantenerlos bajo control.

-Mejora la digestión y calma los dolores de estómago.

-Alivia el estrés y la ansiedad.

-Fomenta la función mental.

-Embellece el cabello.

-Fortalece el sistema inmune.

-Mejora la apariencia de la piel.

Ingredientes:
-1 taza de agua
-1 bolsita de té de oolong

Preparación:
Hierve el agua y añade la bolsita de té. Deja reposar entre tres a cinco minutos. Puedes endulzarlo con miel cruda si deseas.

2. Moringa

Es una fuente fabulosa de energía natural que me encanta tomar por las mañanas. La moringa aumenta el flujo de oxígeno que llega al cerebro, ayudándote a tener mayor claridad mental y a sentirte con más vigor.

Modo de uso:

Puedes consumirla en forma de té o una cucharadita de moringa en polvo por las mañanas en una taza de agua tibia. También puedes incluirla en los jugos verdes.

Ingredientes:

-1 cucharada de moringa

-1 puñado de espinacas

-½ limón (zumo)

-½ taza de piña cortada

-2 ramas de apio (*celery*)

-1 vaso de agua de coco

Preparación:

Combina todos los ingredientes en la licuadora y ya está listo para disfrutar.

3. Agua de coco

Una bebida energética por excelencia gracias a su alto contenido de cinco electrolitos (potasio, sodio, fósforo, magnesio y calcio) que te llenan de energía e impulsan el rendimiento físico. Además, es súper refrescante y deliciosa. Pero eso no es todo, también es una bebida hidratante perfecta para recuperarnos luego de hacer ejercicios porque contiene potasio, que ayuda a evitar los dolorosos calambres. Asegúrate de consumir agua de coco natural sin azúcares, ni químicos añadidos. ¡Entre más natural, mejor!

4. Remedio enérgico con diente de león

Esta planta (que muchos consideran maleza) conocida por sus propiedades diuréticas es una alternativa natural para llenarte de energía. Tiene un sabor parecido al del café, por lo que puede ser un remplazo perfecto, ya que ayuda a energizarte. Además, tiene otros beneficios:

-Alivia trastornos hepáticos, diabetes, enfermedades urinarias, acné, cáncer y anemia.

-Ayuda en el mantenimiento de la salud ósea.

-Mejora la apariencia de la piel.

⇨

Ingredientes:

-1 taza de agua caliente

-½ taza de leche de coco
 (o de almendras)

-4 bolsitas de té (o un manojo)
 de diente de león

Preparación:

Hierve una taza agua. Pon cuatro bolsas de té de diente de león en una taza grande, agrega el agua y déjalo reposar por cinco minutos, luego desecha las bolsas (o las hojitas de diente de león). Calienta media taza de leche de coco a fuego lento, vierte el té de diente de león, la leche de coco y mézclalo durante 30 segundos. Sírvelo y disfrútalo.

5. Té de matcha

Es similar al té verde, pero más potente. El té de matcha se hace con las hojas enteras del té, bajo un proceso de cultivo, recolección y secado distintos. Estas hojas se pulverizan por completo cuando aún están verdes. Tiene un delicioso sabor y es fabuloso para el cuerpo, ya que es la mezcla de un poco de cafeína y un relajante natural llamado L-teanina, cuya combinación proporciona una energía constante y duradera sin la ansiedad y los nervios que produce el café.

Ingredientes:

-1 taza de leche de coco
 (o almendras)

-1 taza de agua

-1 cucharada de té verde matcha
 en polvo

-1 cucharadita de miel de abeja
 orgánica y cruda

Preparación:

En una olla pequeña, mezcla una taza de leche de coco, una taza de agua, una cucharada de té verde matcha en polvo y una cucharadita de miel. Calienta a fuego medio mientras vas revolviendo hasta que esté caliente y espumoso. Sirve y ya está listo para disfrutar.

6. Té de kombucha

El kombucha es una bebida fermentada 100% natural proveniente principalmente de otros tés (verde, negro, etc.) y conocida por sus enormes beneficios. Tiene un sabor que algunos comparan con el vinagre.

⇨

El proceso para preparar esta bebida es un poco complicado y toma un par de días, por lo cual te recomiendo que la compres en el supermercado, asegurándote de que sea orgánica y sin químicos o azúcares añadidos.

7. Chía fresca

Estas pequeñas semillitas son un gran complemento para elevar los niveles de energía, ya que contienen muchas de las vitaminas y minerales que el cuerpo necesita para comenzar el día. Este remedio es hidratante y súper energizante. Si le agregas jugo de limón obtienes una bebida deliciosa.

Ingredientes:

-1 cucharada de semillas de chía

-½ limón (zumo)

-1 taza de agua (o agua de coco)

Preparación:

Pon todos los ingredientes en un vaso. Revuelve bien y deja reposar durante 10-15 minutos mientras las semillas de chía se abren. Listo para disfrutar.

8. Maca

Este superalimento peruano es conocido por aumentar la energía y el rendimiento físico de manera natural. Además, está cargado de vitamina B, vitamina C, aminoácidos y magnesio.

Modo de uso:

Puedes usarla en cápsulas o añadirla en polvo a batidos, jugos o comidas.

Ingredientes:

-1 taza de leche de almendras

-1 cucharada de maca en polvo

-1 cucharada de linaza

-⅓ taza de fresas

Preparación:

Mezcla todos los ingredientes en la licuadora y ya está listo para disfrutar. Puedes tomarlo por el tiempo que desees.

9. Batido energizante

Tomar este batido por la mañana o a media mañana te llenará de vitalidad.

Ingredientes:

-2 ramas de apio

-1 manzana verde

-½ pepino verde

-1 puñado de espinacas

-1 puñado de pasto de trigo
 (*wheatgrass*)

-1 cucharadita de espirulina

Preparación:

Mezcla los ingredientes en la licuadora y listo.

10. Jugo para energizarte y desintoxicarte

Disfruta de este exquisito jugo natural a la hora que sientas que las baterías de tu cuerpo necesitan recargarse.

Ingredientes:

-1 manzana verde

-1 manojo de espinaca

-1 trocito de jengibre

-2 ramas de apio

-1 taza de té verde preparado
 previamente y frío

-Hielo al gusto

Preparación:

Mezcla los ingredientes en la licuadora y listo.

11. Mi más poderoso energizante antes de ir al gimnasio

En este té especial reúno los principales ingredientes para darle una inyección a mi metabolismo y aumentar los niveles de energía al doble que con cualquier otro té.

Ingredientes:

-1 taza de té de oolong

-1 cucharadita de canela

-½ cucharadita de miel de abeja

-½ limón (zumo)

-1 pizca de pimienta Cayena

Preparación:

Mezcla todos los ingredientes en un vaso con agua tibia y bébelo antes de hacer ejercicio, de ir al trabajo, ir con tus niños al parque o iniciar cualquier actividad que te demande bastante energía.

19

¡Adiós toxinas! Limpia tu cuerpo por dentro y queda ¡como nueva!

Al igual que tu casa, tu cuerpo necesita una limpieza constante y a fondo para funcionar correctamente. Y no me refiero a una limpieza superficial, sino a una más profunda, de los órganos. Porque, aunque no lo creas, con solo salir de casa o desayunar panquecas y tocino ya estás llenando el organismo de millones de sustancias químicas nocivas que pueden alterar su funcionamiento. Estas sustancias están usualmente en los alimentos procesados, llenos de salsas o condimentos; en los químicos que usas para la limpieza; en el aire contaminado; y en el maquillaje o productos de belleza con aluminio.

Cuando tu organismo intenta defenderse de estas toxinas, las captura y almacena dentro de las células de grasa para evitar que queden circulando en el sistema. El problema reside en que, una vez capturadas, no pueden ser eliminadas tan fácilmente. Cada día que pasa

---

TEN PRESENTE QUE...

Puedes darte un baño súper desintoxicante por la noche agregando a la tina un poco de sal Epson y 10 gotas de aceite de lavanda.

la acumulación empeora. Al seguir con tu rutina, estás introcuciendo más toxinas al cuerpo de las que este puede eliminar. Por eso, mientras más toxinas entren, más se aferrarán a las células de grasa y más difícil será que pierdas peso.

Las toxinas además sobrecargan el organismo y ralentizan todas las funciones del cuerpo, entre ellas la quema de calorías. Pueden inflamar también la mucosa de los intestinos y generar enfermedades digestivas como el estreñimiento o el intestino irritable. Todo esto hace que desintoxicarte sea el primer y más importante paso para adelgazar.

Si quieres perder peso, además de hacer una limpieza general de tu organismo, es primordial desintoxicar por separado y de forma profunda los órganos más importantes. Más adelante, encontrarás varios planes de desintoxicación, entre ellos uno específico para el colon y otro para limpiar el hígado y la vesícula, que son filtros fundamentales del cuerpo.

A continuación encontrarás mis mejores *tips*, trucos y remedios para mantener tu cuerpo lo más limpio posible, libre de toxinas y de basura que lo enferma y engorda.

TIPS

Que no falten en tu cocina estos 6 alimentos desintoxicantes

El ajo: activa las enzimas del hígado y ayuda a eliminar las toxinas. Además, contiene selenio y alicina, sustancias que ayudan a limpiarlo mejor.

- -

El limón: por su alto contenido de vitamina C y antioxidantes, ayuda a aumentar el mecanismo natural de desintoxicación.

- -

La remolacha: gracias a su gran aporte de flavonoides, estimula el funcionamiento del hígado. Contiene una fibra llamada pectina, que estimula la limpieza y eliminación de toxinas hepáticas.

- -

⇨

La manzana: también contiene pectina, siendo de gran ayuda para la liberación de toxinas del tracto digestivo.

El perejil: su alto contenido de clorofila lo hace un desintoxicante natural. Además, es fabuloso para balancear tus hormonas y es un poderoso diurético.

El cilantro: es un poderoso desintoxicante de metales pesados y contaminantes tóxicos.

- Comienza el día bebiendo una taza de agua tibia con el zumo de medio limón en ayunas. Este simple paso te ayuda a regular el pH del cuerpo, lo activa y lo prepara para la quema de grasa durante el resto de la jornada. Además, por su cantidad de vitamina C, el limón es un reconocido impulsor de la salud hepática.
- Elimina por completo los alimentos procesados, ya que están cargados de químicos y toxinas dañinas para el cuerpo.
- Bebe un galón (equivalente a 3.78 litros) de agua al día. Tomar agua ayudará al cuerpo a deshacerse de toxinas y a mantenerte hidratada.
- Ejercítate y mantente activa. Tienes que mantener la sangre circulando para ayudar a eliminar las toxinas del sistema. Lo más recomendable es hacer de 30 a 40 minutos de ejercicios cardiovasculares cada día. Sal a caminar, monta bicicleta, toma clases de zumba, etc. Lo importante es que mantengas la sangre en movimiento.
- Intenta usar productos de limpieza orgánicos o naturales. De nada vale seguir un plan de desintoxicación si los productos que usas diariamente están llenos de tóxicos que entran por las vías respiratorias y por las células de tu piel.
- Prueba el ayuno. El ayuno limpia el tracto digestivo y le da al cuerpo una oportunidad de autocurarse. Según la doctora Patricia Bragg, directora de una de las marcas pioneras de productos orgánicos en Estados Unidos y una eminencia en temas de bienestar,

puedes ayunar uno o dos días cuidando tu hidratación. No comas ningún alimento durante el ayuno, pero bebe mucho líquido.

- Descansa. Siempre recomiendo dormir como mínimo entre seis y ocho horas para ayudar a mantener un peso saludable, pero esto también es indispensable cuando estás desintoxicándote. Intenta acostarte temprano durante estos días, ya que tu cuerpo tiene pocas calorías para gastar. Intenta irte a dormir a las 10 p.m., a más tardar. Recuerda que el cuerpo comienza el proceso de desintoxicación y uno de los pasos más importantes ocurre entre la 1 y las 3 de la madrugada, cuando el hígado comienza a procesar las toxinas y grasas que consumiste durante el día.

- Incluye supercomidas en tu menú. Como semillas de chía, linaza y semillas de cáñamo para ayudarte a manejar la ansiedad y aportar proteína vegetal, fibra y grasa buena como omega-3 y 6. Además, te permiten sentirse satisfecha por periodos más prolongados.

- Olvídate de la goma de mascar y el azúcar. Si eres demasiado dependiente del azúcar, opta por utilizar algunas gotas de miel de abeja, aunque si puedes olvidarte por completo del azúcar el resultado será mucho mejor.

- Dile adiós al café. La cafeína en grandes cantidades es un estimulante del sistema nervioso central que contamina el organismo. Puede alterar el sueño y crear adicción.

- Descansa de la proteína animal por cinco días y remplázala por proteína vegetal. Come chícharos, habichuelas, almendras, quinoa, entre otras.

- Consume alimentos orgánicos. Para evitar ingerir más toxinas de los pesticidas usados en los cultivos transgénicos.

- Incluye vegetales. Especialmente los verdes como kale, espinacas, lechuga, apio y pepinos. También incorpora frutas y superalimentos.

- Agrega grasas buenas. Como las del aguacate y el salmón, que tienen la capacidad de ayudar a eliminar las grasas malas del cuerpo.

- Asegúrate de añadir ingredientes como la menta, manzanilla y el limón a tus bebidas nocturnas, preferiblemente en forma de té. Esto ayudará al cuerpo en el proceso natural de desintoxicación que ocurre cada noche.

- Mi mejor consejo: prueba una dieta desintoxicante de cinco días dos veces al año (cada seis meses), durante los cuales alimentes el cuerpo con nutrientes y mucha fibra. Esta "limpieza" ayuda a impulsar el metabolismo, favorece el sistema inmune, mejora la piel y la salud en general y es el mejor punto de partida para eliminar esas libritas extra. Si no sabes cómo hacer esta dieta, te recomiendo que busques mi primer libro, *Al rescate de mi nuevo yo*, donde encontrarás un plan completo con todas las herramientas.

Hay dos trucos muy buenos para eliminar toxinas, y solo requieres de vapor. Te doy una opción que puedes llevar a cabo en casa, y otra si tienes acceso a un sauna.

1. Date duchas desintoxicantes

Así es como funcionan: después de una ducha regular, quiero que abras el agua caliente (lo más caliente que tu cuerpo aguante) por 60 segundos. Luego, abre el agua fría (lo más fría que aguantes) durante otro minuto. Repite el proceso tres veces. Esto incrementará la circulación y abrirá los poros, lo que te permitirá eliminar toxinas. También contribuirá a acelerar el proceso de limpieza del cuerpo, proporcionándote mejores resultados en menos tiempo.

2. Ve a un sauna

El vapor en un ambiente controlado calienta los tejidos a varios centímetros de profundidad, lo que puede mejorar los procesos metabólicos naturales y acelerar el proceso de desintoxicación. Además, abre los poros, permitiéndole al cuerpo eliminar toxinas más rápidamente.

REMEDIOS

Antes de continuar, debo aclarar que si estás en periodo de embarazo, estos remedios **no son para ti.** Culmina esa importante etapa y luego del parto y la lactancia habla con tu médico para ver si ya puedes comenzar la desintoxicación.

1. Jugo verde desintoxicante

Las manzanas proporcionan dos tipos de fibra: soluble e insoluble. Ambas son necesarias para mover las toxinas y residuos a través del tracto gastrointestinal, lo que ayuda a eliminarlos.

Ingredientes:
- 1 manojo de perejil
- 1 manojo de cilantro
- 1 manojo de menta
- 1 manzana verde
- ½ limón pelado
- ½ taza de agua

Preparación:
Lava cuidadosamente el perejil, el cilantro, la menta y la manzana. Corta la manzana en trozos y quítale las semillas. Exprime el limón en un recipiente aparte. Pon todos los ingredientes en una licuadora y licúa por 60 segundos. Puedes tomarlo con el estómago vacío o a cualquier hora del día, preferiblemente antes de las 4:00 p.m. Úsalo por dos o tres semanas, descansa 15 días y vuelve a empezar.

2. Gárgaras con aceite de coco

Desde hace unos 3 mil años se usa este remedio para desintoxicar el cuerpo y limpiar la boca. Antes de la medicina moderna, los expertos en ayurveda hacían gárgaras con aceite de coco por sus grandes beneficios. Su poder desintoxicante al usarlo como gárgara se basa en que la lengua tiene conexiones a órganos como los riñones, los pulmones, el hígado, el corazón, el intestino delgado y la columna.

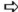

Cómo hacerlo:

-Asegúrate de hacer las gárgaras en ayunas, justo después de levantarte y antes de cepillarte los dientes o beber agua.

-Haz un buche con una o dos cucharadas de aceite de coco y muévelo lentamente, de un lado a otro de la boca y entre los dientes, durante 10-20 minutos.

-No debes tragar el aceite.

-Luego del tiempo señalado, escúpelo y enjuágate la boca con agua tibia.

-Lávate los dientes como lo haces normalmente.

* Te recomiendo hacerlo tres o cuatro veces por semana para ver cambios increíbles en tu organismo.

3. *Master Cleanse*

Un poderoso limpiador del organismo.

Ingredientes:

-1 taza de agua filtrada

-1 cucharada de miel de abeja

-1 pizca de pimienta de Cayena

-1 limón (zumo)

-1 pizca de sal marina

Preparación:

Calienta un poco el agua en una olla, llévala a una taza y añádele el resto de los ingredientes. Mézclalos y bébelo tibio en ayunas.

4. Jugo purificador de la sangre

La remolacha tiene propiedades purificadoras de la sangre, rebaja sus niveles de azúcar y limpia el organismo.

Ingredientes:

-1 zanahoria

-1 trocito de jengibre

-1 rama de apio

-1 pepino

-¼ de remolacha

-½ manzana

-1 vaso de agua

Preparación:

Lava y pela la zanahoria. Lava cuidadosamente el apio y el pepino. Lava la manzana y quítale la piel. Pela el jengibre y saca dos centímetros con un rallador. Agrega todos los ingredientes y el agua a la licuadora. Licúalo por 60 segundos. Toma este jugo una vez al día, en ayunas. Úsalo por tres semanas y luego descansa.

5. Elixir limpiador

La toronja es un ingrediente magnífico en este jugo, ya que es desintoxicante y tiene además un efecto alcalinizante que facilita la eliminación de algunas sustancias nocivas.

Ingredientes:

-1 toronja
-1 taza de piña fresca en cuadritos
-½ de taza de frambuesas
-1 cucharada de vinagre de manzana
-1 taza de agua de coco

Preparación:

Extrae el jugo de la toronja. Lava las frambuesas y ponlas en la licuadora con la piña, el zumo de toronja, el vinagre y el agua de coco. Licúa por 60 segundos. Tómalo en ayunas, por tres semanas y luego descansa por 15 días.

6. Jugo de remolacha (betabel)

Como te dije anteriormente, la remolacha tiene propiedades desintoxicantes gracias a su contenido de antioxidantes, betalaína, fibra, hierro, betacianina y ácido fólico. Así es que con este jugo le estarás dando un gran impulso a tu desintoxicación.

Ingredientes:

-1 taza de remolacha cruda en cuadritos
-1 limón (zumo)
-2 cm de jengibre
-6 taza de agua

Preparación:

Quítale la piel al jengibre y ralla dos centímetros. Pon la remolacha y el jengibre en la licuadora y añade el zumo de limón y el agua. Licúa por 60 segundos. Tómalo en ayunas por tres semanas y luego descansa 15 días.

7. Jugo de toronja y pepino

Ingredientes:

-1 toronja (pomelo)
-½ pepino
-1 vaso de agua

Preparación:

Pela la toronja, córtala en trozos y ponlos en la licuadora. Corta el pepino en rodajas y ve agregándolas a la licuadora. Añade una cucharadita de miel para endulzar y un vaso de agua (a la temperatura que desees). Licúa por 60 segundos. Vierte el líquido en un vaso y ya lo tendrás listo para disfrutar.

⇨

Debes tomarlo en ayunas. Tómalo por tres semanas y luego descansa por 15 días para volver a comenzar. Mientras descansas, puedes alternar con otros remedios.

8. Bebida de menta y limón

Este remedio contiene limón, un ingrediente desintoxicante y diurético natural. Además, contiene menta, que es fenomenal para ayudar a la función hepática y a desintoxicar el cuerpo de forma natural.

Ingredientes:

-½ pepino
-1 cucharada de limón rallado
-1 puñado de menta o
 yerbabuena
-½ limón verde o amarillo
-½ naranja
-4 tazas de agua

Preparación:

Pon a hervir el agua. Mientras tanto, corta el pepino en rodajas. Ralla la piel del limón hasta que llenes una cucharada. Exprime también el jugo del medio limón y la media naranja. Pon todos los ingredientes en el agua hirviendo y déjalos reposar por 5 a 10 minutos. Comienza a beberlo en ayunas y sigue haciéndolo durante el resto del día. Tómalo durante tres semanas y luego descansa 15 días.

9. Batido desintoxicante

Todas las hierbas, vegetales y cítricos incluidos en este remedio son fantásticos y potentes desintoxicantes.

Ingredientes:

-2 naranjas sin piel
-½ rama de apio
-1 limón pelado (amarillo
 o verde)
-½ taza de diente de león
-½ taza de perejil

Preparación:

Pela las naranjas y córtalas en pedazos. Corta el apio en cuadritos; pela el limón y agrega los ingredientes en la licuadora, junto con el diente de león y el perejil. Licúa 60 segundos. Vierte el líquido en un vaso y ya lo tendrás listo para disfrutar. Debes tomarlo en ayunas. Tómalo durante tres semanas y luego descansa 15 días.

10. Té de cúrcuma

La cúrcuma es una de mis especias favoritas gracias sus grandes cualidades. Por sus poderosos efectos depurativos es fenomenal para la desintoxicación del hígado y contiene gran cantidad de enzimas que estimulan la eliminación de toxinas.

Modo de uso:

Ralla dos centímetros de cúrcuma en raíz y mientras pon a hervir una taza de agua. Añade la cúrcuma cuando el agua esté lista y retira del fuego. Espera cinco minutos y bebe a cualquier hora del día. También puedes utilizar una cucharadita de cúrcuma orgánica en polvo.

11. Batido de col rizada y pera

Este jugo detox contiene col rizada (kale) que es un ingrediente cargado en fibra lo que ayuda a la eliminación de toxinas. Además, está cargado de vitamina C y fitonutrientes que ayudan a fortalecer el sistema inmunológico.

Ingredientes:

-1 puñado col rizada
-2 ramas de apio
-1 pera pequeña
-2 pepinos
-1 taza de agua

Preparación:

Lava y corta la col rizada y el apio. Pela la pera y córtala en trozos. Pela los pepinos y pártelos en cuatro. Ponlo todo en la licuadora y añade agua. Licúa por 60 segundos. Toma este batido una vez al día, en ayunas o en cualquier momento, pero siempre antes de las 4:00 p.m.

12. Batido de manzana y apio

La manzana es una gran aliada para desintoxicar el cuerpo, ya que funciona como una escobita que limpia de adentro hacia afuera. Te libera de todas esas toxinas e impurezas que no solo son malas para ti, sino que convierten el perder peso en una misión imposible.

Ingredientes:

-2 manojos de espinaca

-2 manzanas orgánicas

-1 apio

-½ limón

-1 taza de agua

Preparación:

Lava y corta las manzanas. Limpia cuidadosamente el apio y la espinaca. Pon todo en la licuadora, añade el agua y el zumo de ½ limón. Licúa y bebe de inmediato. Repítelo a diario por tres semanas y descansa una.

13. Arándanos, rábanos y agua de coco para desintoxicar

El agua de coco es un ingrediente reconocido por su poder diurético. Ayuda al organismo a eliminar toxinas a través de la orina, limpiando el tracto urinario y los canales de la vejiga. Además, por su contenido de electrolitos, ayuda en la reposición de los minerales que se pierden cuando se realiza actividad física.

Ingredientes:

-1 taza de arándanos

-2 puñados de espinacas

-1 cucharada de semillas
 de chía

-¼ taza de rábanos
 picados

-2 tazas de agua de coco

Preparación:

Pon a remojar las semillas de chía por lo menos 30 minutos antes de la preparación (lo ideal es hacerlo la noche anterior). Revuélvelas ocasionalmente durante este tiempo. Lava los arándanos, las espinacas y los rábanos. Ponlos en la licuadora junto con el agua de coco y la chía remojada. Licúa durante 60 segundos. Toma este jugo una vez al día, en ayunas o en cualquier momento del día, pero antes de las 4:00 p.m.

14. Jengibre y aceite de oliva

El jengibre tiene una función hepatoprotectora que favorece la limpieza y funcionamiento del hígado y potencia los beneficios del aceite.

Ingredientes:

-2 centímetros de
 jengibre rallado

-1 cucharada de aceite
 de oliva

-1 taza de agua

Preparación:

Pon el jengibre rallado en la licuadora y añádele el aceite de oliva y el agua. Licúa durante 60 segundos. Tómalo en ayunas por una semana y luego descansa el mismo tiempo.

15. Batido depurador

Ingredientes:

-Trozo de gel de sábila (*aloe vera*)
-½ limón con cáscara
-½ taza de piña fresca cortada
-1 taza de agua

Preparación:

Quítale la piel a la sábila y extrae el cristal hasta obtener un trozo de cinco centímetros. Saca las semillas del limón. Añade estos ingredientes, además de la piña y el agua, a la licuadora y procésalos hasta que quede diluida la mezcla. Bébelo en la mañana en ayunas por una semana y espera al menos una hora para desayunar.

Para encontrar más remedios y maneras de desintoxicarte, ve al capítulo del vinagre de manzana.

20

¡Activa tu metabolismo ya!

¡Yupi! Creo que de todos los capítulos este es uno de los que más me llena de emoción, ya que a diario escuchamos hablar del metabolismo. De hecho, en mis tres libros anteriores he explicado de qué se trata y cómo podemos activarlo, pero creo que lo único que nos hacía falta era un plan detallado con soluciones prácticas para ponerlo a trabajar a nuestro favor 24 horas al día, 365 días al año.

Suena emocionante, ¿verdad? Así es que en esta sección te daré mis mejores *tips* y remedios para que dejes de enfocarte en hacer dieta y dejes a un lado las preocupaciones por perder peso y adelgazar. Verás que si sigues estos consejos todo eso desaparecerá para siempre, pues el metabolismo solito se encargará de hacerlo por ti.

¡Comencemos!

Primero, identifica los síntomas que indican problemas del metabolismo:

- Fatiga.
- Temperatura corporal fría.
- Adelgazamiento del cabello.

- Piel seca y agrietada.
- Libido baja y mala salud sexual.
- Menstruaciones irregulares.
- Uñas frágiles y de crecimiento lento.
- Problemas para dormir toda la noche.
- Estreñimiento y movimiento lento de los intestinos.
- Hinchazón después de comer.
- Trastornos del estado de ánimo (ansiedad, depresión).
- Orinas frecuentes.
- Dificultad para perder peso.
- Sed excesiva y boca seca.
- Dificultad para concentrarte o niebla cerebral.
- Alergias e hipersensibilidad.
- Bajos niveles de energía.
- Baja motivación para la actividad física.
- Enfermedades frecuentes.

Si tienes algunos de esos síntomas, a continuación tienes mi plan de seis pasos para convertir tu metabolismo en un aliado de tu salud, tu energía y tu peso ideal:

Plan de 6 pasos para activar el metabolismo		
Deja las dietas.	Descansa lo suficiente.	Prueba ejercicios de alta intensidad.
Comienza un entrenamiento con pesas.	Evita alimentos inflamatorios.	Consume alimentos que aceleren el metabolismo.

TIPS

- Empieza el día bebiendo un vaso de agua tibia con el zumo de medio limón para activar el metabolismo y preparar tu cuerpo para la quema de grasa.
- Aliméntate bien apenas te levantes con un desayuno cargado de proteína. Si quieres darle un impulso a tu metabolismo, no te olvides de darle una comida sustanciosa al cuerpo que contenga 15 gramos de proteína.
- Varía tus rutinas de ejercicios. Si bien es importante hacer lo que nos gusta, también es importante "provocar confusión" en el cuerpo para provocar un impacto en los músculos. Esto no solo obliga al cuerpo a quemar más calorías, sino que además evita que se estanque en la pérdida de peso. Cuando hacemos la misma rutina una y otra vez, el cuerpo se acostumbra y no reacciona tan eficazmente. Una buena alternativa es realizar rutinas de intervalos.
- Incluye el omega-3 en la alimentación. Este ácido graso no solo contribuye a eliminar las grasas malas, sino que controla las hormonas encargadas del almacenamiento de la grasa, grelina y leptina. Además, provoca una sensación de saciedad más rápido. Algunas buenas fuentes de omega-3 son el salmón y el atún. Pero si no te gusta mucho el pescado, puedes tomar un suplemento de omega-3 que contenga entre mil y 2 mil miligramos para conseguir los mismos beneficios.

TEN PRESENTE QUE...

Una de cada mil 500 personas sufre alguno de los 700 tipos de problemas hereditarios metabólicos, los cuales requieren un tratamiento médico específico a cargo de un especialista.

- Descansa. Cuando no duermes lo suficiente, tu cuerpo no libera las cantidades correctas de hormonas que apoyan la capacidad de perder peso, como la leptina (hormona encargada de suprimir el apetito) y grelina (hormona que le indica al cuerpo que tienes hambre). ¡Regálate el descanso que te mereces y de esa manera lograrás tus metas de perder peso más fácilmente!

- Súper ingredientes para darle un impulso a tu metabolismo. Toma una cucharada de vinagre de manzana antes de cada comida para acelerar tu tasa metabólica. La pimienta negra contiene piperina, la cual te ayuda a comer menos.

- Evita las dietas de moda. No te dejes engañar por las dietas de moda o las famosas dietas relámpago que prometen hacer perder mucho peso en poco tiempo. Desafortunadamente, la gran mayoría no funcionan y en muchos casos pueden llegar a ser peligrosas para la salud. Si llegas a perder peso haciendo una de estas dietas, ten en cuenta que será a expensas de una buena alimentación y que la mayor parte de lo que pierdas será masa muscular. Recuerda que entre menor sea tu masa muscular, más lento se volverá tu metabolismo.

- Ponle picante a las comidas. Cuando comes picante, te sientes satisfecha más rápido y con menos comida que cuando comes algo insípido. Algo tan simple como condimentar los alimentos con pimienta roja puede acelerar el metabolismo hasta 22% más que cualquier otro condimento. Así no tendrás que comer tanto para sentirte llena. Buenas opciones a tener en cuenta son chiles, ajíes y pimientos.

- Come cada dos o tres horas. Mucha gente piensa que no comer es la solución para decirle adiós a las libritas sobrantes, aunque es un tremendo error. Lo único que lograrás es pasar hambre, que la velocidad de tu metabolismo disminuya y te haga más propensa a engordar. Lo ideal es comer desde el momento en que te levantas, para

que empieces el día con energía, activando tu metabolismo para que
queme grasa a tiempo completo. En total deberías comer de cinco
a seis veces por día.

- Bebe té de oolong. ¿Sabías que esta deliciosa bebida tiene un alto
  contenido de polifenoles? Son unos componentes químicos que incrementan la quema de grasa y aceleran el metabolismo. Además,
  el té de oolong brinda un sinfín de otros beneficios a la salud, como
  regular la insulina, evitar la osteoporosis y darle un brillo radiante
  y juvenil a la piel.

- Come suficiente. Muchas mujeres dejan de comer cuando quieren
  perder peso, pero en realidad esto hace que el cuerpo entre en
  "modo de sobrevivencia" y se aferre a cada caloría que consume.
  Muchos estudios han demostrado que no comer lo suficiente hace
  que el cuerpo empiece a romper el tejido muscular, lo cual disminuye la velocidad del metabolismo.

- Incorpora proteína en todas tus comidas. Esto puede hacer que
  quemes 35% más calorías que si comieras un merienda simple. Además, tu cuerpo necesita proteína para mantener la masa muscular,
  la que a su vez te ayudará a acelerar el metabolismo.

- Consume 25 gramos de fibra diarios. Expertos aseguran que consumir suficiente fibra aumenta el metabolismo hasta en 30%.

- Toma suficiente agua. Leí un estudio alemán que demostró que tomar seis tazas de agua fría al día puede hacer que quemes 50 calorías extra, lo que equivale a cinco libras en un año. Imagínate, solo
  bebiendo agua ya puedes perder peso.

- Privilegia lo orgánico. Sé que no siempre es fácil, pero los productos orgánicos están libres de químicos y pesticidas que son dañinos para la salud. Los cultivos expuestos a pesticidas hacen que el
  metabolismo se ponga más lento, lo que resulta en un aumento
  de peso. Algunos de los alimentos con los cuales debes tener más
  cuidado, ya que suelen estar más expuestos a estos químicos, son

manzanas, lechugas, duraznos, cerezas, fresas, pimentones, peras y apio.

- Toma un suplemento de vitamina D o por lo menos 15 minutos de sol al día. Esta vitamina es esencial para prevenir que el cuerpo consuma masa muscular.

- Olvídate del alcohol. No me odies por esto, pero se ha comprobado que el alcohol es uno de nuestros enemigos cuando queremos perder peso. Cuando tomas alcohol tu cuerpo lo usa como combustible. Tomar un par de martinis puede disminuir el metabolismo hasta en 73%. ¡Imagínate! Piénsalo muy bien antes de pedir el próximo trago en una fiesta.

- Come alimentos ricos en hierro como frijoles, lentejas, espinacas y carne. Se calcula que una de cada cinco mujeres en Estados Unidos tiene deficiencia de hierro. Este mineral ayuda a movilizar el oxígeno a los músculos para la oxidación de las grasas. Además, las mujeres perdemos gran parte del hierro mensualmente con la menstruación.

- Consume a diario una cucharada de aceite de oliva extra virgen. Está cargado de polifenol que ayuda a mejorar la salud y le brinda al cuerpo las grasas buenas que necesita.

- Aumenta la masa muscular. El 75% de las calorías que quemas en el día provienen de tu cuerpo, simplemente para mantenerte viva. El tejido muscular acelera naturalmente el metabolismo, ya que al cuerpo le toma más energía y calorías mantenerlo a diario. Tener más masa muscular hará que quemes más calorías incluso cuando estás sentada, en reposo o dormida.

- Deja de tomar siestas. Hay diversos estudios que han demostrado que las personas que duermen durante el día queman menos calorías que las personas que solo duermen por la noche.

- Come dos yemas de huevo a diario. Estas contienen colina, un poderoso compuesto que ataca el mecanismo genético que provoca que el cuerpo almacene grasa alrededor del hígado.

- Haz pausas y ponte de pie cuando trabajas. Nuestros cuerpos no están diseñados para estar inactivos tanto tiempo. Se dice que si te levantas tres horas durante el día podrías quemas 30 mil calorías más al año (lo equivalente a unas ocho libras de grasa).

- ¡Aumenta la tasa metabólica un minuto al día con esta práctica! Aunque es cierto que el ejercicio hace que se quemen más calorías, es esencial aumentar también la actividad NEAT (actividad termogénica sin ejercicios). Esto se puede hacer estirándote y levantándote constantemente cuando estás sentada, subiendo las escaleras en lugar de usar el elevador, estacionando tu automóvil un poco más lejos para caminar unos pasos extra o simplemente estando de pie cuando hablas por teléfono.

- No tomes bebidas *light* o sin calorías. Aunque se vendan como aliadas a la hora de perder peso, solo afectan el metabolismo natural del azúcar en el cuerpo y aumentan el apetito.

- Usa luces tenues en tu casa y en el teléfono celular. Las luces muy brillantes pueden afectar la producción de melatonina y afectar el metabolismo.

- ¡Ríete más! Una carcajada, de esas de verdad, puede aumentar el gasto de calorías entre 10 a 20%, haciendo que quemes desde de 40 a 170 calorías si te ríes de 10 a 15 minutos.

- Baja el estrés. Cuanto estás bajo estrés el metabolismo se pone más lento, haciendo que acumules más grasa en la zona abdominal.

- Disminuye la temperatura de la habitación. Estudios han demostrado que dormir a bajas temperaturas te hace quemar más grasa corporal naturalmente.

- Olvídate de las comidas azucaradas. Estas solo aportan calorías vacías a tu alimentación y causan aumentos en los niveles de insulina en el cuerpo que promueven la acumulación de grasa.

- Planifica una comida de premio a la semana. Cuando vienes comiendo lo mismo durante varios días, es buena idea darle un impulso al metabolismo con una comida de premio. Para más detalles sobre cómo hacerla correctamente, consulta el capítulo dedicado a la comida de premio.

- Come estos alimentos a diario:
  - **Ajo:** ayuda a metabolizar el azúcar y a regular los niveles de grasa en la sangre.
  - **Nueces:** sus grasas monoinsaturadas tienen un efecto positivo en los niveles de insulina.
  - **Salmón:** es una fabulosa fuente de omega-3, necesario para mantener el metabolismo en óptimas condiciones.
  - **Manzanas:** previenen el síndrome metabólico y son altas en fibra que ayudan a reducir la grasa visceral.
  - **Yogurt:** una fuente de probióticos que mejora la flora intestinal, ayudándote a acelerar la digestión y metabolización de las comidas.
  - **Ostras:** ricas en cinc, lo que ayuda a la buena función de la tiroides y esta, a su vez, mejora el metabolismo.
  - **Aguacate:** es una buena fuente de grasa monoinsaturada, que además aporta un efecto de saciedad.
  - **Frijoles:** ricos en fibra, bajan los niveles de insulina luego de la digestión y hace que tu cuerpo acumule menos grasa.
  - **Brócoli:** además de muchos nutrientes, tiene un efecto termogénico en el cuerpo.
  - **Mostaza:** puede acelerar el metabolismo hasta en 25% al agregarla a las comidas.
  - **Vinagre de manzana:** un estudio japonés comprobó que tomar de una a dos cucharadas de vinagre de manzana a diario disminuye la grasa visceral y el peso.
  - **Té matcha:** contiene un componente llamado EGCG que acelera naturalmente el metabolismo.

Menú diario para acelerar el metabolismo:	
7 a.m.	Comienza el día con un desayuno lleno de fibra y proteína.
10 a.m.	Bebe un jugo repleto de antioxidantes.
12 p.m.	Almuerza una ensalada con mucha proteína.
2 p.m.	Toma agua. Recuerda que necesitas por lo menos ocho vasos de agua al día.
4 p.m.	Las nueces son una buena merienda.
7 p.m.	Pechuga de pollo o pescado para la cena.
10 p.m.	Una infusión de jengibre rallado con limón y ¡a dormir!

REMEDIOS

1. Bebida de jengibre y anís para quemar grasa y acelerar el metabolismo

Esta bebida contiene jengibre el cual ayuda a acelerar el metabolismo y también nos da una ligera sensación de saciedad.

Ingredientes:

-1 estrella de anís
-2 rodajas finas de jengibre
-1 cucharada de flores de manzanilla o una bolsita de la hierba
-1 litro de agua

Preparación:

Hierve el agua y agrégale el anís estrellado, el jengibre y la manzanilla. Déjalo reposar unos minutos. ¡Disfruta tu refrescante bebida durante el día!

2. Bebida con pimienta negra

La pimienta negra tiene un efecto termogénico sobre el organismo, es decir, incrementa el gasto calórico al acelerar el metabolismo. También tiene efectos diuréticos que combaten eficazmente la retención de líquidos y toxinas en el organismo, ayudando a su eliminación.

Ingredientes:

-1 taza de agua
-1 cucharadita de pimienta negra molida
-1 cucharada de miel de abeja
-4 cucharadas de zumo de limón

Preparación:

Calienta el agua. Añade los demás ingredientes y mézclalos bien. Toma esta infusión mientras esté caliente y antes del desayuno.

3. Bebida detox con vinagre de manzana

Esta fabulosa bebida además de ayudarte a desintoxicar, te ayuda a comer menos, ya que te deja con una sensación de saciedad. Como mencioné en otra parte de este libro, está comprobado científicamente que beber agua con vinagre de manzana antes de comer mejora la digestión.

Ingredientes:

-1 cucharada de vinagre de manzana
-2 limones
-2 hojas de menta para decorar
-1 litro de agua

Preparación:

En una jarra, pon todos los ingredientes y agrega el agua. Refrigera por lo menos 20 minutos. ¡Ya está lista para disfrutar!

4. Zumo metabólico

El jengibre aumenta la temperatura corporal, la cual acelera el metabolismo y quema grasa. Sus efectos se potencian con el limón y la menta.

Ingredientes:

-1 trozo jengibre
-1 limón (zumo)
-1 rodaja de limón (para decorar)
-1 manojo de menta

Preparación:

Pon todos los ingredientes (menos la rodaja de limón) en la licuadora por unos segundos. Cuélalo y sírvelo.

5. Delicioso impulso metabólico

A todos los beneficios que ofrecen al metabolismo el jengibre, el limón y la menta, le sumas los de la sábila en este jugo.

Ingredientes:

-1 trozo de jengibre rallado

-1 trozo de sábila

-1 limón (zumo)

-1 puñado de menta

-1 vaso de agua

Preparación:

Licúa el jengibre con el agua y la sábila durante 60 segundos. Sirve en un vaso. Añádele un puñado de hojas de menta y el zumo de limón. ¡Disfrútalo de inmediato!

6. Té de nuez kola (*Kola Nut Tea*)

Esta bebida contiene más cafeína que el café, por lo cual es un magnífico sustituto para energizarte por la mañana. Hay estudios que también aseguran que puede acelerar el metabolismo de 3 a 4%.

Ingredientes:

-1 bolsita de té de nuez de kola o una cucharadita de nuez pulverizada

-1 taza de agua caliente

Preparación:

Pon a calentar el agua y, en cuanto hierva, apágala y agrégale la nuez. Deja reposar unos minutos y luego cuélala si está pulverizada. Bébelo de inmediato. Puedes endulzarlo con miel si lo deseas.

7. Té de oolong

Como te dije anteriormente, posee un compuesto llamado EGCG que es a menudo utilizado por los fabricantes de píldoras de dieta para acelerar el metabolismo.

Ingredientes:

-1 bolsita de té de oolong

-1 taza de agua

-1 cucharadita de miel (opcional)

Preparación:

Pon la bolsita de té en una taza con el agua recién hervida y agrega la miel si gustas. ¡Listo tu té oolong! Fácil y delicioso.

8. Remedio metabólico con hojas de fresno y boldo

El te de boldo ayuda a metabolizar las grasas, a acelerar el metabolismo y eliminar la retención de liquido en el cuerpo.

⇨

Ingredientes:

-40 gramos de hojas de fresno (⅓ taza)
-20 gramos de hojas de boldo (¼ taza)
-1 litro de agua

Preparación:

Hierve el agua con las hojas de fresno y las hojas de boldo durante 10 minutos. Retírala del fuego. Déjala reposar y enfriar. Cuélala y bébela a lo largo del día por una semana.

9. Cebolla

La cebolla es uno de los secretos mejor guardados para bajar de peso; ayuda a quemar grasa, en parte debido a que los aceites y minerales que contiene te ayudan a acelerar el metabolismo de manera natural.

Modo de uso:

Consume ¾ de taza de cebolla cruda o cocida diariamente, ya sea en sopas, ensaladas o revoltillos. Hazlo al menos por 20 días consecutivos.

10. Cardo mariano

Esta planta es maravillosa para activar el metabolismo y perder peso, ya que ayuda a mover las grasas, auxilia al sistema digestivo, al hepático y a la vesícula al aumentar la secreción de ácidos biliares. Incluso, te ayuda a sentir saciedad más rápidamente, gracias al mucílago, una fibra soluble que tiene esta propiedad.

Ingredientes:

-1 cucharada de cardo mariano
 (semillas y frutos)
-1 taza de agua

Preparación:

Hierve el agua. Cuando esté lista, vierte el cardo mariano en una taza y agrégale el agua. Deja reposar por unos minutos. Bébelo de inmediato, una taza al día.

11. Jugo para el metabolismo con hojas de col y ajo

Las hojas de col son un compendio de fitonutrientes y antioxidantes, los cuales estimulan las enzimas que ayudan a desintoxicar el cuerpo, entre otros beneficios. Hay estudios que muestran que desempeña un papel muy importante en el metabolismo de los huesos y del estrógeno que ayuda a bloquear el desarrollo de células cancerígenas.

Por su parte, el ajo de oso es una planta poco usada pero maravillosa para el sistema digestivo, procesando las grasas, depurando y desintoxicando el cuerpo.

Ingredientes:
-Un par de hojas de col (repollo) morado
-Un puñado de hojas frescas y lavadas de ajo de oso (*Allium ursinum*)
-½ taza de agua fría

Preparación:
Pon todos los ingredientes en la licuadora durante un minuto. Tómalo una vez al día.
(Es importante usar ajo de oso fresco, ya que seco pierde sus propiedades).

12. Enjuague con aceite

Es una técnica antigua de la medicina ayurvédica y usada hasta hoy para acelerar el metabolismo y desintoxicar el cuerpo.

Modo de uso:
Enjuágate bien la boca con una cucharada de aceite de coco orgánico por lo menos durante 10-15 minutos. Luego, escupe el aceite y cepíllate los dientes. Haz esto todos los días por la mañana en ayunas. Te recomiendo hacerlo mientras te estás bañando. No hagas gárgaras y tragues el aceite.

13. Traguito metabólico

Este delicioso "traguito" es perfecto para mantener el metabolismo funcionando al 100% porque nos ayuda a aumentar la tasa metabólica del cuerpo, lo que permite quemar muchísimas más calorías eficientemente.

Ingredientes:
-½ limón (zumo)
-3 cucharadas de vinagre de manzana
-1 pizca de pimienta Cayena

Preparación:
Combina los ingredientes en un vasito, revuélvelo y... ¡para adentro!

14. Bebida para acelerar el metabolismo con cáscara de naranja y canela

Esta bebida contiene limón que ayuda a activar el metabolismo y promover la quema de grasa en el organismo.

Ingredientes:
- 1 litro de agua
- 1 ½ naranjas (la cáscara)
- 1 limón exprimido
- 1 puñado de menta fresca o hierbabuena
- 1 cucharada de jengibre rallado
- 4 palitos de canela
- Pizca de pimienta Cayena

Preparación:

Pon a hervir el agua con los ingredientes (excepto el zumo de limón) durante 15 minutos. Apaga y deja reposar unos cinco minutos. Agrega el zumo de limón y bébelo durante el día, comenzando por la mañana.

15. Poderoso té para impulsar el metabolismo

El ingrediente estrella de esta bebida es el té de Oolong, un té milenario que acelera tu metabolismo el doble que cualquier otro y que además te hará quemar el doble de calorías.

Ingredientes:
- 1 bolsita de té oolong o de té verde
- ½ limón (zumo)
- ½ cucharadita de miel de abeja
- 1 pizca de pimienta Cayena
- 2 ramitas de canela (o ½ cucharadita de canela en polvo)
- 1 taza de agua

Preparación:

Hierve el agua y cuando esté lista, añádele la bolsita de té oolong y las ramitas de canela. Deja que repose, a fuego medio, por unos cinco minutos. Apágalo, cuélalo y sírvelo. Añádele el resto de los ingredientes y ya lo tienes listo para disfrutar, especialmente por las mañanas.

16. Mezcla refrescante para el metabolismo

Esta mezcla contiene pimienta cayena, una poderosa especia que acelera tu metabolismo gracias a su efecto termogénico en el cuerpo.

Ingredientes:

-2 cucharadas de vinagre de manzana
-2 cucharadas de zumo de limón
-1 cucharada de canela en polvo
-1 pizca de pimienta Cayena (opcional)
-1 chorrito de miel de abeja (opcional)
-1 taza de agua

Preparación:

Pon en una jarra todos los ingredientes y agrégale el agua. Refrigera por 20 minutos. ¡Lista!

17. Remedio metabólico con chía

Gracias a su contenido de vinagre de manzana este remedio ayuda a acelerar tu tasa metabólica.

Ingredientes:

-1 cucharada de vinagre de manzana
-1 cucharada de semillas de chía
-1 vaso de agua

Preparación:

Pon todos los ingredientes en un vaso y revuélvelos. Tómalo en ayunas, desayuna de inmediato y luego ve al gimnasio.

18. Deliciosa bebida de cúrcuma y coco para activar el metabolismo

La combinación de limón con pimienta cayena ayuda a darle un impulso a tu metabolismo de manera natural.

Ingredientes:

-1 manzana
-1 trocito de raíz de jengibre
-1 trocito de raíz de cúrcuma
-½ limón (zumo)
-1 vaso de agua de coco orgánico
 (aproximadamente ocho onzas)
-1 cucharada de néctar de coco (o miel
 de abeja cruda)
-1 pizca de pimienta Cayena

Preparación:

Pon todos los ingredientes (menos el agua de coco) en un extractor de jugos. Añade el jugo obtenido al agua de coco. Mézclalos y listo para disfrutar. Te recomiendo que tomes esta bebida por las mañanas para fortalecer el sistema inmunológico y activar tu metabolismo.

19. Refrescante té metabólico

A pesar de ser refrescante, esta bebida pondrá tu metabolismo a todo vapor gracias al té de oolong que hará que quemes el doble de calorías que el té verde gracias a su contenido de polifenoles.

Ingredientes:
- 1 litro de agua
- Hojas de menta
- 2 bolsas de té oolong
- Miel

Preparación:
Pon a hervir el agua y añádele la bolsita de té oolong y las hojitas de menta. Deja que repose unos cinco minutos. Retíralo del fuego, cuélalo y sírvelo. Añádele el resto de los ingredientes y listo para disfrutar. Bébelo por las mañanas.

20. Jugo para quemar más calorías

La matcha tiene muchos polifenoles que ayudan a activar y acelerar tu metabolismo naturalmente.

Ingredientes:
- 1 puñado de espinacas
- 1 cucharada de semillas de cáñamo
- 1 a 2 rodajas de piña
- 1 a 2 ramas de apio picadas
- 1 cucharada de té matcha en polvo
- 1 trocito de raíz de cúrcuma
- 1 cucharada de agua de coco natural
- 1 taza de agua

Preparación:
Mezcla todos los ingredientes en la licuadora y sirve.

21. Infusión adelgazante

Además de acelerar el metabolismo, el limón tiene un efecto desintoxicante que facilita la pérdida de peso.

⇨

Ingredientes:

-1 trocito de jengibre rallado

-1 pepino cortado en rodajas

-Hojas de menta

-1 limón cortado en rodajas

-1 naranja cortada en rodajas

-1 litro de agua

Preparación:

Mezcla los ingredientes en una jarra y ya. Bébela en el transcurso del día.

22. Remedio para impulsar el metabolismo

La toronja incrementa el ritmo metabólico del cuerpo, disminuye los niveles de insulina y calma el hambre.

Ingredientes:

-1 pepino cortado en rodajas

-1 toronja cortada en rodajas

-1 cucharada de jengibre rallado

-1 ramita de romero

-1 litro de agua

Preparación:

Mezcla los ingredientes en una jarra y ya está listo. Bébelo en el transcurso del día.

21

Duerme bien, adelgaza más: la manera más fácil de perder peso desde tu cama

Muchas mujeres pierden el sueño pensando en cómo alcanzar ese cuerpo que tanto desean, sin saber que dormir es uno de los factores más importantes para perder peso y mantener una salud óptima.

Aunque no lo creas, la falta de sueño le hace un daño terrible al cuerpo, a tal punto que está directamente relacionada con:

- Aumento de peso (especialmente alrededor de la cintura).
- Más apetito.
- Mayor riesgo de sufrir problemas cardiacos.
- Presión arterial alta.
- Problemas de concentración.
- Mayor riesgo de sufrir diabetes.
- Un sistema inmune débil.
- Disminución de la libido.
- Aumento de fatiga y cansancio crónico.

Se estima que un tercio de la población de Estados Unidos no duerme lo suficiente de forma regular. La cantidad de sueño que necesita cada organismo varía dependiendo de varios factores, incluyendo la edad, pero lo recomendable para la mayoría de los adultos es dormir entre siete y ocho horas diarias.

A esto hay que sumar que, según un estudio de la Universidad de Loughborough en Inglaterra, las mujeres necesitamos dormir aproximadamente 20 minutos más que los hombres cada noche para satisfacer las exigencias del cuerpo.

Cómo afecta a la pérdida de peso el no dormir lo suficiente

- Impide al cerebro tomar decisiones inteligentes a la hora de comer.
- ¿Te ha pasado que después de desvelarte te pasas todo el día pensando en comerte un helado o cualquier otro alimento dulce? Esto sucede porque la falta de sueño hace que exista una mayor activación en la parte del cerebro relacionada con la sensación y necesidad de "recompensa". ¿Qué significa esto? Tu cuerpo te pedirá comidas que le den una sensación de placer, y esas son precisamente las que están llenas de azúcar y grasa.
- El cuerpo empieza a acumular grasa.
- Privarte de horas de sueño hace que tu organismo entre, literalmente, en un estado de estrés y libere cortisol, la famosa hormona del estrés. Esta va movilizando la grasa que tienes repartida por el cuerpo hacia el abdomen.
- El apetito aumenta y el organismo no sabe reconocer cuándo estás satisfecha.
- Si después de desvelarte sientes que te quieres comer la casa entera, ¡no eres la única! La falta de sueño impacta directamente en dos hormonas relacionadas con la capacidad de perder peso y con el apetito: la grelina y la leptina. La grelina le indica a tu

cerebro que tienes hambre. La leptina le indica a tu cerebro que ya has comido lo suficiente.

- Cuando no dormimos lo suficiente, la cantidad de grelina aumenta y la cantidad de leptina disminuye, una ecuación catastrófica para perder peso, ya que significa que tendrás más hambre y tu cuerpo tardará mucho más en sentirse satisfecho.
- Te sientes sin energía y sin ganas para ejercitarte.
- Seamos sinceras, después de dormir solo un par de horas, lo que menos te provoca es ponerte las zapatillas y salir a trotar o a hacer cualquier ejercicio. Lo único en que piensas es irte a la cama a "recuperar" todas esas horas de sueño.
- Como ya sabes, mantenerte activa y cumplir con tu rutina de ejercicios diaria es una parte primordial para llevar un estilo de vida saludable y feliz. Si constantemente te sientes cansada y desmotivada, no podrás cumplir con tu objetivo de lucir un cuerpo delgado y tonificado.
- Te impide construir masa muscular.
- Tu organismo construye la masa muscular cuando descansas, especialmente cuando duermes. Si no descansas lo suficiente, tu cuerpo disminuye la velocidad con la que convierte la proteína en músculo.

TEN PRESENTE QUE...

El "mal dormir" es un problema que lamentablemente va en aumento. En 1998, aproximadamente 35% de los adultos norteamericanos dormía ocho horas. Para 2005 este porcentaje ya había disminuido a 26%. Mejorar el hábito del sueño puede cambiar drásticamente tu peso y tu salud en general.

TIPS

- Acuéstate lo más temprano posible. Ten en cuenta que el cuerpo comienza a recargar el sistema adrenal de energía entre las 11 de la noche y la 1 de la madrugada, y también la vesícula biliar se activa en ese horario. Si estás despierta a esa hora, tu cuerpo regresa de nuevo las toxinas al hígado provocando mayores probabilidades de que tengas problemas de salud en el futuro.

- Acuéstate y levántate siempre a la misma hora, todos los días, incluso los fines de semana. Esto te ayudará a regular tu ciclo biológico de sueño.

- Establece una rutina antes de irte a dormir para que puedas relajarte al máximo. Aquí tienes algunas alternativas: pídele un masaje a tu pareja, medita, aprovecha los beneficios de la aromaterapia o de los aceites esenciales, realiza ejercicios de respiración, etc. Todas estas opciones te ayudan a liberar las tensiones del día.

- Come una cena ligera. ¿Has escuchado que se debe cenar como un mendigo? ¡Es cierto! Comer mucho o alimentos difíciles de digerir cerca de la hora de ir a descansar puede causar que el cuerpo te mantenga despierta debido al trabajo extra que debe hacer para digerir toda esa comida.

- No comas muy cerca de la hora de dormir. Si quieres dormir como un bebé, come al menos tres horas antes de acostarte. Recuerda que al comer activas la digestión y este proceso puede mantenerte despierta.

- Dile adiós al café. Este te hace perder el calcio y el magnesio, lo cual, con el tiempo, produce insomnio.

- Ejercítate regularme. Está comprobado que la actividad física ayuda a organizar el horario de sueño.

- No bebas líquidos o disminuye la cantidad después de las 6 de la tarde. Además, evita ingerir líquido dos horas antes de acostarte a dormir. Esto permite darle tiempo al cuerpo de procesar los fluidos que ya ingeriste y que no te despiertes en mitad de la noche con ganas de ir al baño. No olvides orinar justo antes de acostarte.

- No consumas alimentos estimulantes como hierbas con cafeína (yerba mate, té verde, té negro o el té de matcha), gaseosas y bebidas energéticas después del almuerzo. Evita los alimentos con cafeína y los picantes después de las 6 de la tarde, pues pueden activar el metabolismo o llenarte de energía cuando te estás preparando para dormir.

- Consume proteína en la noche, tres horas antes de acostarte. Esto proporciona el aminoácido L-triptófano que contribuye a la producción de serotonina y melatonina, indispensables para inducir un sueño reparador.

- También evita los alimentos altos en azúcar. Ya que pueden aumentar los niveles de insulina y mantenerte despierta. Luego, cuando los niveles de azúcar bajan demasiado (hipoglicemia) podría provocar que te levantes y no puedas conciliar el sueño de nuevo.

- No te ejercites cerca de la hora de dormir. Haz ejercicio por lo menos tres horas antes de acostarte. El hacer ejercicio activa al cuerpo y lo llena de energía, lo que puede causar dificultad a la hora de conciliar el sueño.

- No tomes alcohol. Puede tener un efecto tranquilizante en el cuerpo en un primer momento, pero hará que te despiertas a las pocas horas.

- Aumenta los niveles de melatonina. Y no me estoy refiriendo a tomar pastillas que la contengan, sino a hacerlo de una manera natural, exponiéndote al sol por lo menos 15 minutos al día. Cuando es invierno puedes usar unas bombillas fluorescentes de espectro. La melatonina es vital ya que nos ayuda a entrar en un estado de somnolencia.

- Ejercítate por la mañana. Esto permitirá que el cuerpo use la energía proporcionalmente durante el día y que en la noche duermas plácidamente.
- Disminuye los niveles de estrés. Pensar más de la cuenta y preocuparte en exceso dificulta que concilies el sueño. Intenta eliminar las fuentes de estrés en tu vida para bajar el nivel de preocupaciones al acostarte.
- Toma una ducha caliente para ayudarte a relajar el cuerpo.
- Asegúrate de que la habitación esté fría. Tener tu cuarto a una temperatura fresca ayuda a que puedas quedarte dormida más rápidamente. Hay estudios que demuestran que la temperatura ideal para dormir es entre 60 y 68 grados Fahrenheit.
- Apaga el televisor y el teléfono. Muchos estudios han comprobado que las pantallas de los dispositivos eléctricos como la televisión, la computadora o el teléfono celular pueden afectar la capacidad de conciliar el sueño. Estos dispositivos estimulan al cerebro impidiendo que podamos dormir, aun cuando nos sentimos cansadas. Se ha comprobado también que la luz eléctrica tiene un efecto en el hipotálamo que puede interrumpir el reloj biológico.
- Usa cortinas oscuras o persianas. Hasta un pequeño rayito de luz puede afectar el funcionamiento de la glándula pineal, la que produce serotonina y melatonina. Cierra la puerta de tu habitación para que quede lo más aislada y oscura posible. Si no te gusta la idea de tener cortinas oscuras, te recomiendo que uses una máscara para descansar los ojos o un antifaz de una tela suave como algodón.
- Dedica las últimas dos horas a ti. Deja el trabajo a un lado y concéntrate durante ese tiempo a leer un buen libro o a escuchar música de relajación.
- Se ha comprobado científicamente que para poder controlar las hormonas lo mejor es dormir desnuda o con ropa muy ligera. Esto ayuda a que te sientas cómoda y tus hormonas se estabilicen.

- No esquives la cena. Eliminar la última comida del día puede hacer que el hambre te impida dormir o que te despierte a mitad de la noche.
- Coloca una de estas cinco plantas en tu habitación para ayudarte a dormir mejor:
  - **Planta serpiente (lengua de suegra).** Es fácil de cuidar y mantener. Toma el dióxido de carbono que producimos al respirar y libera oxígeno durante la noche. Además, filtra algunas toxinas comunes del aire, lo cual mejora su calidad, lo hace más puro y nos ayuda a mejorar también la calidad del sueño.
  - **Jazmín.** He leído estudios que aseguran que esta planta es tan efectiva para relajar los nervios como el Valium. Tenerla cerca puede mejorar la calidad del sueño y mejorar tus niveles de productividad durante el día.
  - **Hiedra inglesa.** Es una planta perfecta para mejorar la calidad del sueño, en especial si tienes dificultad para respirar. Hay estudios que señalan que la hiedra inglesa ayuda a purificar el aire en tan solo 12 horas.
  - **Sábila (*aloe vera*).** Además de todas las propiedades antiinflamatorias y digestivas que le conocemos, la sábila libera oxígeno por las noches, ayudando a mejorar la calidad del sueño y a combatir el insomnio. Es ideal para tenerla dentro de la casa, ya que se reproduce fácilmente y no necesita mucha luz solar directa, ni regado continuo.
  - **Lavanda.** Una planta ideal para reducir la tensión, el estrés y para inducir el sueño. Su olor ayuda a disminuir naturalmente los niveles de ansiedad y a desacelerar el ritmo cardiaco.

- Checa tus glándulas adrenales, ya que están directamente relacionadas con el estrés adrenal, causando problemas en la tiroides y, por ende, repercutir en el ciclo de sueño.

- Si todavía necesitabas un impulso para bajar esas libras extras, la necesidad de dormir plácidamente te lo puede dar, ya que está comprobado que el exceso de peso aumenta las posibilidades de sufrir de trastornos del sueño, como la apnea o interrupción de la respiración mientras estás dormida.

Practica el "4-7-8", una técnica creada por el reconocido doctor Andrew Weil y científicamente comprobada para hacerte dormir en solo minutos.

- Respira por la nariz durante cuatro segundos.
- Retén el aire durante siete segundos.
- Exhala durante ocho segundos.
- Y vuelve a comenzar hasta que te quedes dormida.

Esta efectiva técnica ayuda a relajar, a disminuir la tensión y el ritmo cardiaco, así que te pondrá a dormir en un abrir y cerrar de ojos.

REMEDIOS

Los somníferos y relajantes químicos para dormir pueden causar dependencia. En cambio, existen muchas soluciones naturales que ayudan a conciliar un sueño profundo al aumentar naturalmente los niveles de serotonina y relajar el cuerpo.

1. Té de manzanilla

Esta infusión casera es una alternativa natural increíble, ya que relaja naturalmente y tiene un suave efecto somnífero para impulsarte a conciliar el sueño más rápido y dormir mejor. Para que tenga el efecto deseado, no le agregues azúcar o edulcorante.

Ingredientes:

-1-2 cucharadas de flores de manzanilla (o 1 bolsita de té de manzanilla)

-1 taza de agua caliente

Preparación:

Pon las flores de manzanilla (o la bolsa de té) en una taza. Añade el agua caliente. Dejar reposar de tres a cinco minutos. En caso de que uses las flores de manzanilla, utiliza un colador y vierte la infusión en otra taza. Ya está listo para disfrutar.

2. Toma calcio y magnesio juntos

Si se toman en conjunto son muy efectivos para propiciar el sueño.

Modo de uso:

Consume aproximadamente 600 miligramos de calcio y 200 miligramos de magnesio cada noche, una hora antes de ir a dormir. Si al día siguiente tienes diarrea, disminuye la dosis.

3. Remedio de miel y sal del Himalaya

La combinación de sal de Himalaya y miel te ayudará a desestresarte, ya que incrementa naturalmente los niveles de serotonina, permitiéndote dormir tranquilamente.

Ingredientes:

-1 cucharada de miel de abeja cruda y orgánica

-1 pizca de sal del Himalaya

Preparación:

Toma una cucharada de miel de abeja y agrégale una pizca de sal de Himalaya. Revuelve un poco. Ponla debajo de la lengua y deja que la mezcla se disuelva naturalmente cada noche antes de ir a dormir. Úsalo por el tiempo que desees.

4. Lúpulo

Las flores de lúpulo tienen un efecto calmante en el cuerpo. Cuando usas el extracto, funciona como un sedante para el insomnio y la ansiedad.

Modo de uso:

Toma de 30 a 120 miligramos entre 30 minutos y una hora antes de dormir.

5. Leche dorada para soñar con angelitos

La leche tibia, del tipo que sea, tiene un efecto relajante en el cuerpo que nos ayuda a conciliar el sueño más fácilmente. Al agregarle cúrcuma, pimienta negra y miel, ayuda a reducir la sensación de fatiga y cansancio físico o mental.

Ingredientes:
- 1 pizca de pimienta negra
- 1 chorrito de miel de abeja
- 1 taza de leche de almendras
 (o de coco)
- 1 cucharadita de cúrcuma en polvo

Preparación:

En una olla, calienta la taza de leche a fuego medio. Cuando esté tibia, sírvela en un vaso. Agrégale la cucharadita de cúrcuma en polvo, la pizca de pimienta negra y el chorrito de miel. Revuelve con una cuchara. Tómala una hora o al menos 30 minutos antes de dormir. Puedes usarla por el tiempo que quieras.

6. Duerme mejor con leche tibia con miel

La combinación de miel y leche para dormir ha sido usada durante cientos de años. La miel fomenta la liberación de serotonina, que causa una sensación de relajación en el cuerpo que ayuda a conciliar el sueño fácilmente.

Ingredientes:
- 1 taza de leche de coco (o almendras)
- 1 cucharadita de extracto de vainilla
- 1 cucharada de miel de abeja cruda y
 orgánica

Preparación:

En una olla entibia la leche a fuego medio. Retira del fuego y sirve en un vaso resistente al calor. Añádele el extracto de vainilla y la miel. Revuelve con una cuchara. Toma el remedio antes de ir a dormir. Úsalo por el tiempo que desees.

7. Infusión de tila (tilo)

Esta planta tiene propiedades sedantes que ayudan a inducir el sueño. Tiene además un efecto relajante del sistema nervioso, ideal para personas con estrés o ansiedad.

Ingredientes:

-2 cucharadas de flores de tilo o tila
 (o 1 bolsita de té de la hierba)
-1 taza de agua

Preparación:

Calienta el agua en una olla. Añádele las flores de tila (o la bolsa de té). Déjala reposar por unos tres a cinco minutos. En caso de que uses las flores de tila, cuela y vierte la infusión en una taza. Tómala una hora antes de ir a dormir. Úsala por el tiempo que desees.

8. Té de valeriana

Esta planta ha sido usada por años por sus propiedades relajantes y sedantes que ayudan a conciliar el sueño naturalmente. Su uso se remonta hasta la época de la antigua Grecia y el imperio romano.

Ingredientes:

-1-2 cucharadas de flores o raíz
 de valeriana (o 1 bolsita de té de
 la hierba)
-1 taza de agua caliente

Preparación:

Pon la valeriana (o la bolsa de té) en una taza. Añádele el agua caliente. Deja que repose unos 3-5 minutos. En caso de que uses la valeriana en raíz o flores sueltas, cuela y vierte la infusión en otra taza. Listo para disfrutar.

9. Lechuga silvestre

Es muy buena para para calmar la ansiedad; incluso se cree que su uso constante puede acabar con el síndrome de piernas inquietas (cuando el movimiento permanente de las extremidades durante la noche dificulta el sueño).

Modo de uso:

Puedes consumir de 30 a 120 miligramos en forma de suplemento antes de irte a dormir.

22

Comida de premio: Date un gusto y sigue perdiendo peso

¿Suena demasiado bueno para ser verdad? Pues te puedo contar que utilicé este truco para perder 25 kilos de grasa (unas
50 libras) en poco tiempo... Y lo más importante es que lo he podido
mantener.

Ser tan estricta con tu dieta puede ser precisamente lo que no te
deja perder peso. Yo cometí ese mismo error durante años. Cuando seguía un plan para perder peso, lo hacía al pie de la letra, me aseguraba
de comer la misma cantidad de calorías todos los días y hasta hacía
los mismos ejercicios. Al principio, esa disciplina tan rígida funcionaba
perfectamente; los kilos desaparecían y me daba terror cambiar algo
de la dieta pensando que iba a volver a engordar. Sin embargo, al final
dejaba de perder peso a pesar de que seguía haciendo lo mismo.

Fue entonces cuando busqué la ayuda de una nutricionista que
me explicó, de una forma bastante sencilla, cómo funciona nuestro
organismo.

El cuerpo es como un automóvil, y las calorías que consumes son
la gasolina; por lo tanto, cuentas con esas calorías para que te den
energía. El problema es que si le pones la misma cantidad de gasolina
todos los días, tu vehículo solo llegará hasta cierto punto. Y eso es lo

que nos pasa cuando hacemos una dieta estricta, dejamos de perder peso porque nos quedamos sin gasolina. Si quieres progresar, tienes que darle a tu cuerpo más gasolina.

Por eso, una vez a la semana, ¡debemos permitirnos el placer de comer lo que más nos gusta! Es decir, una "comida de premio". ¿En qué consiste?:

- Es una comida repleta de calorías y carbohidratos que le dan a tu cuerpo un impulso de energía.
- Es la ocasión de comer todos esos alimentos que se te antojan durante la semana, sin excepción, incluso comida chatarra.

Aunque pienses que vas a engordar, lo cierto es que:

- Tu cuerpo absorbe esas calorías extra como una esponja y comienza a liberar más energía.
- Puedes utilizar esa energía en el gimnasio con un entrenamiento en el que puedes trabajar mucho más tu cuerpo y quemar fácilmente las calorías.
- Como tu cuerpo espera recibir más energía, empieza a liberar más grasa. Entonces, cuando al día siguiente vuelvas a tu vida saludable, esa grasa comenzará a desaparecer nuevamente. Es aquí donde la comida de premio juega su papel fundamental, ya que al ser generalmente alta en calorías, produce un desbalance en el cuerpo que confunde al metabolismo, lo cual te permite reanudar la pérdida de peso.

Un estudio publicado en la *New England Journal of Medicine* en 2011 dice que seguir un plan de adelgazamiento puede afectar a las hormonas grelina y leptina, encargadas del hambre y el apetito. En consecuencia, nos genera más hambre. Ingerir una comida de premio alta en calorías le dice al cerebro que estamos satisfechas y que debe poner de nuevo bajo control esas hormonas para normalizar el apetito.

Beneficios de la comida de premio

- Psicológicamente, nos ayuda a mantenernos firmes en nuestro camino y a reafirmar nuestro compromiso con nosotras mismas.
- Comer es un placer y, aunque nuestra meta sea la de disfrutar de los alimentos de una manera deliciosa y saludable, también tenemos que ser realistas. Quien diga que nunca se tienta con algo que no está permitido en la dieta está mintiendo.

Para tener un estilo de vida saludable y feliz que perdure en el tiempo se necesita equilibrio. Darnos una comida de premio nos ayuda a satisfacer ese antojito culpable y a reforzar el concepto de que no somos prisioneras de una dieta.

Piénsalo, ¡hasta los fisiculturistas tienen comidas de premio!

No obstante, para que una comida de premio realmente te ayude a adelgazar, tienes que consumirla de una manera muy precisa, o de lo contrario solo estarás comiendo calorías extra que te pueden engordar.

En este capítulo tienes mis claves para perder peso disfrutando de tus comidas favoritas, ¡sin sentirte culpable!

TEN PRESENTE QUE...

Una comida de premio (si se hace correctamente) puede ayudarte a salir del estancamiento.

TIPS

- Haz solo una comida de premio a la semana. Recuerda la razón por la que la comida de premio tiene efecto: porque has acostumbrado a tu cuerpo a comer saludablemente durante toda la semana. Si le das comidas de premio muy seguido solo estás añadiendo calorías extra a tu alimentación, lo cual obviamente no cumplirá con el propósito, sino que solo te hará ganar peso.

- No confundas una comida de premio con un día de premio. Muchas personas cometen el error de confundir la comida de premio con un día completo para darse gusto comiendo de todo. Comer comida poco saludable todo un día puede hacer más mal que bien a tu pérdida de peso y hacerte retroceder, tirando todos tus esfuerzos a la basura.

- La moderación es la clave. Ya dejamos claro que es una sola comida de premio a la semana, lo cual tampoco significa que debes comer todo lo que se te antoje en esa sola comida. En otras palabras, no puedes sentarte a almorzar pollo frito, papas fritas, una gaseosa, hamburguesa y un gigantesco helado de postre. Estarías agrupando todas tus comidas en una sola.

- Reserva la comida de premio para los fines de semana o para una ocasión especial. Esta es una manera de disfrutar de eventos sociales e invitaciones a comer fuera y no convertirte en la amiga aburrida que siempre está a dieta.

- Escoge bien qué vas a regalarte en tu comida de premio. Busca bien en el menú aquel antojito que realmente te hace feliz y que sabes que al satisfacerlo te quedarás tranquila por el resto de la semana.

- Haz tu comida de premio por la noche. Mi recomendación es que hagas tu comida de premio semanal a la hora de la cena. Quizá te sorprenda esto, considerando que siempre recomiendo no comer carbohidratos por la noche, y la mayoría de comidas de premio los tienen, así como azúcares. Te voy a explicar por qué. He observado que muchas personas, al comer durante el día una comida de premio se sienten más tentadas a seguir comiendo mal el resto de la jornada. Da la impresión de que psicológicamente están convencidas de que, como ya hicieron el daño al cuerpo, no importa empeorarlo. También puede deberse a que el consumir algunos alimentos altamente adictivos, como el azúcar, aumenta el apetito y las ganas de seguir comiéndolos. ¿La solución? Haz tu comida de premio en la cena y así no caerás en más tentaciones antes de dormir. ¡Así de sencillo!

- Ejercítate al día siguiente ¡sin falta! Ya que te diste tu gustito, es importante volver inmediatamente a tu rutina. Para poder aprovechar bien la comida de premio, tienes que realizar un "entrenamiento para quemar grasa" al día siguiente, pues tu metabolismo está confundido después de haber salido de su rutina. Esto te permitirá quemar la mayor cantidad de calorías. Si no, habrás perdido el tiempo y este truco no funcionará.

Ejemplos de comidas de premio

Recuerda que son comidas de premio individuales y no para ingerirlas todas a la vez:

- **Una hamburguesa.** Debe ser una hamburguesa regular, sin queso y sin tocineta. Puedes incluir carne, tomate, lechuga, cebolla y otros vegetales. También puedes acompañarla con una ensaladita pequeña o vegetales mixtos salteados.
- **Un trozo de pizza.** Cuando hablamos de "comer pizza" estamos hablando de un solo pedazo, de tamaño regular, preferiblemente

de masa delgada y sin ingredientes que no sean saludables. No le añadas tocineta, pepperoni, etc. Puedes, en cambio, poner todos los vegetales que quieras: pimentón, cebolla, champiñones, aceitunas, etc. Si le añades un tipo de hoja verde, como lechuga, rúcula o espinaca, la fibra de estas te ayudará también a sentirte satisfecha más rápidamente.

- **Un trozo de pastel o un helado.** Si lo tuyo son los postres, puedes optar por comer un pedazo pequeño de pastel o un helado. Asegúrate de que el resto de la comida sea saludable. Por ejemplo, cena pescado a la plancha con vegetales salteados y luego tu postre de premio.

En cuanto descubras y aprendas a manejar las comidas de premio, todos tus esfuerzos se verán compensados y se te hará más fácil, menos estresante y muchísimo más divertido perder peso.

23

Las fajas: ¿milagro o estafa?

Creo que todas, sin excepción, nos hemos creído alguna vez el cuento de la faja. Las vemos a diario por todos lados. Las celebridades juran y perjuran que es su secreto para tener una cinturita de avispa y un abdomen plano. Existen obras de teatro y hasta una reina de la faja.

Toda la vida hemos escuchado diversas opiniones al respecto. Algunas afirman que son un verdadero milagro a la hora de lucir espectaculares; otras, que pueden afectar nuestra salud. Algunas personalidades de la farándula y el *fitness* incluso aseguran que las fajas les ayudaron a bajar medidas, a adelgazar el abdomen, a acelerar la quema de grasa. Pero ¿si te digo que todo esto puede NO ser tan cierto?

Sé que la faja es uno de los métodos más "sencillos" y usados por las mujeres cuando quieren tener un abdomen plano instantáneamente. Yo misma las usé cuando hacía lo imposible para alcanzar mi cuerpo soñado, pero cometí muchas equivocaciones. Por eso realicé una ardua investigación y para explicarte los pros y los contras de usar fajas y, además, derrumbar algunos mitos. En este capítulo te diré todo lo que necesitas saber sobre este aliado y/o enemigo de tu cintura para que saques tus propias conclusiones.

PROS	CONTRAS
Pueden contribuir a que la figura luzca bien bajo la ropa.	Las fajas no están diseñadas para adelgazar o bajar de peso.
Crean una "ilusión óptica" que te muestra más delgada, porque estás contenida por el látex u otro material de la faja.	No ayudan a quemar grasa y mucho menos a eliminar esos gorditos molestos.
Te puede ayudar a moldear la figura y a mantener la postura más erguida.	Jamás te ayudarán a lograr lo que solo se consigue con una alimentación sana, balanceada y haciendo ejercicio: un vientre plano.

¿Qué es una faja?

Es una prenda que se usa en el área media del cuerpo, fabricada con materiales que proporcionan calor y presión en la zona del abdomen y la parte lumbar, para lucir una figura más delgada.

Las fajas empezaron a usarse hace siglos, específicamente en el siglo XVI, en forma de corsés, que las mujeres llevaban bajo el vestido para resaltar la figura y hacer más notorios el pecho y la cintura. Sin embargo, sufrían horribles dolores debido a que los corsés estaban confeccionados con acero, y eso los hacía muy pesados. Con el paso del tiempo, han sido modificadas, fabricadas con nuevas telas y formas para hacerlas más cómodas y livianas.

TEN PRESENTE QUE...

Aunque siempre que escuchamos la palabra *faja* pensamos en cinturillas para "perder peso", esta pieza se utiliza para moldear y dar soporte al cuerpo, no para eliminar libras.

Existen varios tipos de fajas:

- **Fajas *body*:** son aquellas que cubren desde los muslos hasta los pechos y son de tela flexible y respirable.
- **Cinturillas:** están atadas alrededor de la cintura. Son usadas para "moldear y reducir la figura". Pueden ser flexibles (solo con látex y licra) o con varillas incorporadas.
- **Fajas *leggins* y *panties*:** son para la parte inferior del tronco, abdomen bajo, glúteos y muslos. Se usan como pantalón o ropa interior para comprimir la piel y hacer lucir el cuerpo más esbelto.

Tipos de fajas y sus usos

Postoperatorias. Favorecen la recuperación del cuerpo luego de una cirugía. Las más comunes son para la zona de los senos, el abdomen, los brazos, glúteos y piernas.

Estas fajas proporcionan apoyo y contención a la zona intervenida para sanar los músculos y tejidos durante el periodo de recuperación. Son indicadas para volver a pegar la piel luego de un estiramiento o recorte y para reducir la fibrosis (una contractura que puede darse en la cicatriz).

Postparto. Las fajas postparto se utilizan para ayudar a recuperar la forma del abdomen tras el estiramiento que ocurre durante el embarazo. Algunos especialistas las recomiendan por su capacidad para reducir el dolor, pero otros advierten que los músculos del abdomen pueden volver a su lugar sin presión de una prenda. Luego de mis dos embarazos tuve buenos resultados usándolas. Da soporte a la espalda y ves cómo la piel deja de colgar.

Si decides usarla, lo principal es que consultes con tu médico; elige una tela antialérgica, respirable y busca la talla correcta.

Faja tipo corsé, entrenadora (*waist trainig*). En la actualidad, es el tipo de faja moldeadora más usada por las famosas, pero puede ser la más peligrosa para tu salud. Este tipo de faja busca la modificación corporal, basada en la teoría de que, con su uso, la cintura comenzará a adaptarse a la forma rígida que se le obliga a tener. La opresión del tronco va aumentando gradualmente con el tiempo, a medida que el cuerpo se acostumbra y va generando una ilusión de cintura pequeña.

Además de que no existen pruebas de sus beneficios, este tipo de faja puede causar graves problemas ya que no solo aprieta la parte externa del cuerpo, sino también los órganos internos.

Lo que debes tener en cuenta antes de usar una faja

Su uso incorrecto o prolongado puede causarte:

- **Reflujo gástrico y problemas digestivos:** por la compresión del estómago y la parte superior, se aumenta la probabilidad de sufrir de acidez estomacal e indigestión. Esto puede causar daño a largo plazo al erosionar las paredes del esófago.
- **Irritación en la piel:** es uno de los efectos más comunes del estrechamiento de la cintura. Puede ser desde un pequeño enrojecimiento hasta erupciones con pus.
- **Problemas de circulación y dolor en las piernas:** comprimir las venas puede provocar dolor, hormigueo e incluso pérdida de la sensibilidad en las piernas. Y eso no es todo, además existe mayor riesgo de desarrollar trombosis en las extremidades inferiores y sufrir una embolia pulmonar.

- **Problemas para respirar:** al restringir el diafragma por presión, el corsé reduce la cantidad de oxígeno que puede llegar a los pulmones. Esto puede causarte mareos e incluso desmayos repentinos.
- **Infecciones:** por el material con el que están confeccionadas, las fajas almacenan gran parte del calor y la humedad del cuerpo, lo cual provoca que las bacterias queden atrapadas en los folículos capilares del abdomen y la vagina, causándote infecciones.

TIPS

- Lo más importante es tener claro que la faja es un recurso que nos ayuda a lucir bien la ropa, pero no nos hace perder peso. Funciona simplemente como una ilusión óptica. La única manera de perder peso es llevando una buena nutrición y haciendo ejercicios.
- Si es la primera vez que usas una faja, hazlo por poco tiempo. Te recomiendo usarla de una a dos horas diarias hasta que tu cuerpo se acostumbre a la compresión.
- Aumenta progresivamente los niveles de compresión de los ganchos para ajustarla.
- Mantente hidratada. Recuerda que las fajas producen sudoración, por lo que es importante reponer el agua que el cuerpo elimina.
- Debes tener bastante paciencia, ya que no verás los resultados de inmediato. Y cuando te la quites es normal que tu cuerpo vuelva a su estado natural. Recuerda que las fajas no son mágicas. Muchas veces su función es simplemente corregir la postura, moldear las caderas y/o cintura mientras la tengas puesta.
- Nunca te compres una faja sin antes medírtela. Todas vienen con diferentes materiales, niveles de compresión y algunas son muy ceñidas. Y aunque hagamos nuestro mejor esfuerzo, puede

generar demasiada presión sobre el cuerpo y quizá no la podamos tolerar. Evita pedirlas por catálogo sin antes probarte una idéntica a la que vas a comprar.

- Las mejores fajas son las que no se notan por encima de la ropa y las que no se sienten incómodas.
- Elige cuidadosamente el material. Algunos como el látex pueden causar alergia.
- La compresión de la faja depende de la marca fabricante. La tecnología ha permitido que las fajas actuales sean más cómodas, pero todo va a depender de tu gusto.
- Cómprala según tus necesidades. Si el problema es la barriga, lo ideal es usar una faja tipo *bodysuit*. Si el problema son las caderas, no necesitas tenerlas apretadas hasta el pecho, así que puedes usar una faja estilo pantalón, corte Capri, que no se marque a la mitad de las piernas.
- No debes usarla por más de ocho horas ni más de seis días a la semana. Tampoco se deben usar mientras duermes.
- Lo más importante es que uses la faja sobre la piel limpia y sin cremas para evitar reacciones alérgicas.
- No olvides lavar las fajas frecuentemente.

La única manera de alcanzar un vientre plano es haciendo ejercicio y comiendo de forma saludable.

Mitos y verdades

1. **Mito: las fajas ayudan a quemar grasa**
La verdad: no hay estudios que demuestren su capacidad para adelgazar. Según expertos, solo tienen cualidades moldeadoras

temporales. Cuando se suspende su uso el cuerpo vuelve a tomar su forma.

2. **Mito: hacer ejercicio con faja maximiza el proceso de adelgazar**
La verdad: las fajas solo te ayudarán a perder un poco más de líquidos almacenados en el cuerpo mientras te ejercitas (los cuales recuperas de inmediato al rehidratarte). El calor generado por sus materiales produce sudoración, pero no maximiza la quema de grasa.

3. **Mito: las fajas ayudan a fortalecer los músculos del abdomen**
La verdad: al contrario de lo que muchos piensan, los músculos pueden debilitarse y crear dependencia por el apoyo que les da la faja para mantener la postura, perdiendo la costumbre de estar contraídos de forma natural, por su propio esfuerzo.

Ahora que conoces los tipos de fajas y sus principales usos, quiero mostrarte de forma sencilla lo que puedes hacer y lo que no debes hacer si decides usarlas, para no afectar tu salud, ni entorpecer tu pérdida de peso.

	Sí	No
Faja posparto	Usarla generalmente 30 o 40 días después del parto.	Usarla por largo tiempo. Estas fajas tienen un objetivo específico y temporal, por lo que debes dejar de usarla cuando se cumpla el tiempo recomendado por el especialista.
Faja posoperatoria	Usarla desde que sales del quirófano, aproximadamente un mes o hasta que el médico lo indique.	Usarla luego del tiempo indicado como faja moldeadora. Los músculos pueden tardar más en recuperarse por falta de uso al mantener la misma posición con apoyo de la faja.

⇨

	Sí	No
Faja moldeadora	Usar un ajuste y talla con los que te sientas cómoda.	Apretarla más de lo debido. Puede causar desmayos y dolores al reducir la cantidad de aire que entra a los pulmones.
Faja tipo corsé, entrenadora	Usar las cinturillas para hacer ejercicios cardiovasculares suaves.	Usar algún tipo de faja moldeadora para realizar ejercicios de fuerza o de alta exigencia. La presión y el calentamiento excesivo podrían causar lesiones, sarpullidos o marcas.
	Usarla dos horas máximo para resaltar la figura.	Dormir con la faja reductora para intentar reducir tallas.
	Elegir materiales lavables y que no produzcan alergias en la piel.	Usar una faja compresiva si tienes várices o hipertensión.

En conclusión, si me preguntas si las fajas adelgazan, mi respuesta es ¡qué va! Insisto en que lo mejor es ir al gimnasio y alimentarse saludablemente. Te aseguro que así lograrás ese cuerpo que tanto deseas, sin torturarte o poner en riesgo tu salud.

TERCERA PARTE

PLANES ALIMENTICIOS EXPRÉS PARA DESINTOXICARTE, PERDER PESO Y RENOVARTE EN POCOS DÍAS

24

Plan de 5 días para desinflamar y desintoxicar tu colon

A sí como lo lees: con este plan de cinco días podrás desinflamar tu colon y sacar todas las toxinas que han estado por mucho tiempo obstruyendo un órgano tan importante en todas las funciones vitales de tu cuerpo.

Antes de comenzar con este plan, si tienes alguna condición médica te recomiendo consultar con tu doctor.

Para este plan utilizaremos dos ingredientes fundamentales: la sábila y las ciruelas pasas, acompañadas de una serie de alimentos que lo complementarán y te ayudarán a que obtengas mejores resultados.

Los protagonistas de este plan

1. La sábila
Contiene un limpiador llamado aloína lo que la hace un depurador natural del organismo eliminando residuos. Además, te permite reconstruir las células en el colon mientras lo limpia.

Una desintoxicación con esta planta elimina el exceso de flora negativa como la levadura y las bacterias que pueden enfermarte a largo plazo.

Esta contiene sustancias como:

- La aloemodina, que regula el funcionamiento de la mucosa intestinal.
- La aloeoloina, con la que se mejoran las úlceras y disminuye la acidez.
- La aloína, que alivia el estreñimiento.

2. Las ciruelas

Las ciruelas, por otro lado, son consideradas un laxante natural. Contienen grandes cantidades de antioxidantes, potasio y fibra dietética que ayudan a brindarle a tu intestino las bacterias beneficiosas que necesita.

Lista del supermercado

- 1 ½ pencas de sábila
- 36 ciruelas pasas
- Papaya
- Avena
- Vegetales de tu preferencia (brócoli, espárragos, espinacas, zanahorias, hongos, rábanos, cebolla, col rizada, arúgula, etcétera.)
- Arroz integral o quinoa
- Lechugas de temporada
- Aceite de oliva
- Limón
- Linaza molida

Pasos a seguir

- **Asegúrate de empezar esta limpieza durante el fin de semana** o escoger un tiempo en el que tengas reposo y estés en casa.
- **Tomar agua es esencial durante todo el proceso.** Trata de que sean de uno a dos litros al día.
- **Favor de seguir todos los pasos según se recomiendan** y no alterar ninguno de los ingredientes, o agregar algún tipo de endulzantes.
- **Es fundamental alejarse de las bebidas con cafeína,** específicamente las gaseosas y el café, ya que estamos haciendo una desintoxicación del colon y estos ingredientes pueden causar acidez e inflamación.
- **El ejercicio con pesas o de fuerza mayor no está permitido.** Es recomendable dar caminatas de, por lo menos, 20 a 30 minuticos diarios.
- **Aléjate de las carnes rojas.**

─────────── **TEN PRESENTE QUE...** ───────────

Cuando termines el plan, es importante no volverse "loca" comiendo, sino concentrarse en seguir alimentando tu cuerpo con frutas, vegetales, carnes magras como: pechuga de pollo, pavo o pescado y carbohidratos de alta calidad.

REMEDIOS

DÍA 1

Haz un licuado con seis ciruelas pasas y saca el cristal de la penca de sábila, retirando la cáscara y ponlo en una licuadora o en un procesador de comidas hasta obtener una mezcla espesa. Si deseas, agrégale solo un poquito de agua. Esta pasta debes mantenerla refrigerada para distribuirla en tres porciones para todo el día.

Menú

Consume una cucharada del remedio en ayunas. Espera 10 minutos, y desayuna.

Desayuno	1 rodaja de papaya y ½ taza de avena hecha en agua.
Merienda	Jugo: -¾ de papaya (lechosa) picada en pedazos pequeños. -1 cucharada de linaza molida. -1 taza de agua.
Almuerzo	-Consume una cucharada del remedio. Espera 10 minutos, y almuerza. -Sopa de vegetales acompañada de ½ taza de arroz integral o quinoa.
Merienda	-Jugo de papaya y linaza molida.
Cena	-Consume una cucharada del remedio. Espera 10 minutos, y cena. -Ensalada de lechugas con vegetales servida con aceite de oliva y limón.

Nota: tomar por lo menos de uno a dos litros de agua durante el día, no es recomendable consumir ningún tipo de té o bebida que contenga cafeína, mucho menos alcohol.

DÍA 2

Utiliza media penca de sábila (*aloe vera*) junto a seis ciruelas pasas, siguiendo los procedimientos del Día 1.

Menú

Consume una cucharada del remedio en ayunas. Espera 10 minutos, y desayuna.

Desayuno	-1 rodaja de papaya y ½ taza de avena hecha en agua.
Merienda	Jugo: -¾ de papaya (lechosa) picada en pedazos pequeños. -1 cucharada de linaza molida. -1 taza de agua.
Almuerzo	-Consume una cucharada del remedio. Espera 10 minutos, y almuerza. -Sopa de vegetales acompañada de ½ taza de arroz integral o quinoa.
Merienda	-Jugo de papaya y linaza molida.
Cena	-Consume una cucharada del remedio. Espera 10 minutos, y cena. -Ensalada de lechugas con vegetales servida con aceite de oliva y limón.

Nota: tomar por lo menos de uno a dos litros de agua durante el día, no es recomendable consumir ningún tipo de té o bebida que contenga cafeína, mucho menos alcohol.

DÍAS 3, 4 y 5

Haz una mezcla de ocho ciruelas y con dos centímetros de agua hasta obtener una pasta que distribuyes por tres veces al día.

Menú
Consume una cucharada del remedio en ayunas. Espera 10 minutos, y desayuna.

Desayuno	-1 rodaja de papaya y ½ taza de avena hecha en agua.
Merienda	Jugo: -¾ de papaya (lechosa) picada en pedazos pequeños. -1 cucharada de linaza molida. -1 taza de agua.
Almuerzo	-Consume una cucharada del remedio. Espera 10 minutos, y almuerza. -Sopa de vegetales acompañada de ½ taza de arroz integral o quinoa.
Merienda	-Jugo de papaya y linaza molida.
Cena	-Consume una cucharada del remedio. Espera 10 minutos, y cena. -Ensalada de lechugas con vegetales servida con aceite de oliva y limón.

Nota: tomar por lo menos de uno a dos litros de agua durante el día, no es recomendable consumir ningún tipo de té o bebida que contenga cafeína, mucho menos alcohol.

25

Plan detox de azúcar: libérate de esa adicción ¡en 10 días!

A h, el azúcar... ese "dulce" placer que tan solo dura unos instantes. Pero cuando puede convertirse en cáncer, diabetes, depresión, problemas del corazón, obesidad e, incluso, la muerte, tomamos conciencia de que es como ese amor pasajero y dañino que necesitas sacar de tu vida de inmediato, cortándolo de raíz. En este caso, la forma de lograrlo es con una dieta de desintoxicación.

Este es uno de mis planes favoritos que te ayudará a que dejes de consumir azúcar y puedas comenzar a disfrutar los beneficios de una alimentación sana.

A continuación te dejo algunos *tips*, lista de supermercado, plan de alimentación para cada uno de los diez días y luego las recetas. ¡Manos a la obra!

--- **DATO EXTRA...** ---

Proponte hacer algún tipo de ejercicio durante 10 a 15 minutos cuando sientas ansias de comer algo dulce. Hay estudios que demuestran que hacer ejercicio disminuye en 12% los antojos de azúcar. Vale la pena intentarlo.

────────────────── **TIPS** ──────────────────

Estos son los consejos del doctor Mark Hyman, una eminencia en medicina funcional y bienestar, para desintoxicarse del azúcar.

- No hagas trampa, ¡tienes que dejar de consumir todo tipo de dulces y azúcar! Eso incluye edulcorantes sin calorías y todos los productos *sugar free.*
- Olvídate de toda la comida enlatada y los alimentos procesados, que tienden a esconder químicos, rellenos y azúcares. Mejor enfócate en alimentos naturales y frescos.
- Lo que bebes también cuenta. El azúcar en forma líquida es más peligrosa que la que puedes conseguir en comida sólida. Olvídate de gaseosas, bebidas energéticas, cafés, jugos de frutas y bebidas azucaradas.
- Mujer preparada vale por dos. La mejor manera de no caer en tentaciones es llevando tus comidas y meriendas siempre contigo. Además, te ahorrará tiempo y dinero.
- Duerme entre siete a ocho horas cada día. Esta es una manera efectiva de tener los antojos bajo control.
- Consume proteína, está comprobado que ayuda a nivelar el azúcar e insulina en la sangre.
- Consume grasas buenas, ya que además de hacerte sentir satisfecha por más tiempo, ayudan a equilibrar el azúcar en la sangre.
- No consumas cereales y/o carbohidratos simples, que causan alzas insulínicas en la sangre, lo que solo aumentará las ansias de más azúcar.
- Mantén tus niveles de estrés bajo control. Cuando estás bajo estrés, tu cuerpo busca alimentos que le hacen sentir bien, como el azúcar y los dulces.

- Toma ocho vasos de agua al día. Para darle sabor puedes añadirle jengibre rallado, pepinos, menta, romero y/o el zumo de ½ limón (puedes encontrar más ideas en el capítulo dedicado al agua).

Lista del supermercado

Esta lista del supermercado refleja los ingredientes de plan detox de azúcar, así como se encuentra diagramado a continuación. Cualquier cambio al plan podría reflejar un cambio en la lista de supermercado.

- Aceite de oliva
- Aguacate
- Ajo
- Albahaca
- Alcachofas
- Almendras crudas sin sal
- Apio
- Batata (o camote)
- Brócoli
- Brotes de alfalfa
- Calabaza
- Canela en polvo
- Cebolla blanca
- Cebolla roja
- Cilantro
- Comino
- Cúrcuma
- Espárragos
- Espinacas
- Espinacas baby
- Frijoles negros
- Garbanzos
- Hongos
- Jalapeño
- Jengibre
- Kale (col rizadas)
- Lechugas mixtas
- Lentejas
- Limón
- Manzanilla
- Menta/yerbabuena
- Nueces
- Nueces de Brasil
- Orégano
- Paprika
- Pasta de tomate
- Pepino
- Perejil
- Pimienta Cayena
- Pimientos
- Quinoa (blanca, roja y/o tricolor)
- Repollo
- Rúcula
- Sal
- Semillas de calabaza
- Semillas de girasol
- Tofu
- Tomates
- Tomates cherry
- Vinagre balsámico
- Vinagre de manzana
- Zanahorias

Plan de diez días

Para asegurarte los mejores resultados he creado este plan alimenticio a base de plantas para llevarte de la mano en este proceso de desintoxicación del azúcar de diez días. Si tienes alguna alergia o si no te gusta alguno de los ingredientes puedes repetir otra comida del recetario. En otras palabras, puedes reemplazar un almuerzo por otro. Solo reemplaza almuerzos por almuerzos y cenas por cenas.

Para las recetas de los jugos verdes, por favor elige una de estas recetas del #retoverde (pág. 337)
5. Fórmula secreta para desintoxicar el cuerpo (pág. 340)
7. Jugo para controlar las hormonas (pág. 341)
16. Jugo para depurar el organismo (pág. 345)
19. Jugo para purgar el colon (pág. 346)
20. Jugo quemagrasa (pág. 346)

DÍA 1

Nota
Empezar la mañana con 1 taza de agua tibia con 1 cucharadita de vinagre de manzana crudo y sin filtrar.

Comida 1   -Jugo verde del recetario

Comida 2   -10 almendras crudas sin sal con palitos de zanahoria y apio.

Comida 3   -Ensalada de quinoa y kale.

Comida 4	-Popurrí de semillas y nueces (ver recetario para ingredientes).
Comida 5	-Crema de calabaza.

Nota importante

En el transcurso del día tomar té de manzanilla con el zumo de ½ limón, agua tibia con jengibre rallado y/o infusión de menta/yerbabuena.

DÍA 2

Nota

Empezar la mañana con 1 taza de agua tibia con 1 cucharadita de vinagre de manzana crudo y sin filtrar.

Comida 1	-Jugo verde del recetario.
Comida 2	-10 almendras crudas sin sal con palitos de zanahoria y apio.
Comida 3	-Ensalada de garbanzos.
Comida 4	-Popurrí de semillas y nueces (ver recetario para ingredientes).
Comida 5	-Crema de champiñones (hongos).

Nota importante

En el transcurso del día tomar té de manzanilla con el zumo de ½ limón, agua tibia con jengibre rallado y/o infusión de menta/yerbabuena.

DÍA 3

Nota

Empezar la mañana con 1 taza de agua tibia con 1 cucharadita de vinagre de manzana crudo y sin filtrar.

Comida 1	-Jugo verde del recetario.
Comida 2	-10 almendras crudas sin sal con palitos de zanahoria y apio.
Comida 3	-Ensalada de batata.

⇨

| Comida 4 | -Popurrí de semillas y nueces (ver recetario para ingredientes). |
| Comida 5 | -Crema de espinacas. |

Nota importante

En el transcurso del día tomar té de manzanilla con el zumo de ½ limón, agua tibia con jengibre rallado y/o infusión de menta/yerbabuena.

DÍA 4

Nota

Empezar la mañana con 1 taza de agua tibia con 1 cucharadita de vinagre de manzana crudo y sin filtrar.

Comida 1	-Jugo verde del recetario.
Comida 2	-10 almendras crudas sin sal con palitos de zanahoria y apio.
Comida 3	-Ensalada cremosa de garbanzos y aguacate.
Comida 4	-Popurrí de semillas y nueces (ver recetario para ingredientes).
Comida 5	-Sopa de alcachofas.

Nota importante

En el transcurso del día tomar té de manzanilla con el zumo de ½ limón, agua tibia con jengibre rallado y/o infusión de menta/yerbabuena.

DÍA 5

Nota

Empezar la mañana con 1 taza de agua tibia con 1 cucharadita de vinagre de manzana crudo y sin filtrar.

| Comida 1 | -Jugo verde del recetario. |

⇨

Comida 2	-10 almendras crudas sin sal con palitos de zanahoria y apio.
Comida 3	-Ensalada asiática.
Comida 4	-Popurrí de semillas y nueces (ver recetario para ingredientes).
Comida 5	-Sopa de espárragos.

Nota importante

En el transcurso del día tomar té de manzanilla con el zumo de ½ limón, agua tibia con jengibre rallado y/o infusión de menta/yerbabuena.

DÍA 6

Nota

Empezar la mañana con 1 taza de agua tibia con 1 cucharadita de vinagre de manzana crudo y sin filtrar.

Comida 1	-Jugo verde del recetario.
Comida 2	-10 almendras crudas sin sal con palitos de zanahoria y apio.
Comida 3	-Ensalada de quinoa y pepino.
Comida 4	-Popurrí de semillas y nueces (ver recetario para ingredientes).
Comida 5	-Sopa de espinacas.

Nota importante

En el transcurso del día tomar té de manzanilla con el zumo de ½ limón, agua tibia con jengibre rallado y/o infusión de menta/yerbabuena.

DÍA 7

Nota

Empezar la mañana con 1 taza de agua tibia con 1 cucharadita de vinagre de manzana crudo y sin filtrar.

| Comida 1 | -Jugo verde del recetario. |

⇨

Comida 2	-10 almendras crudas sin sal con palitos de zanahoria y apio.
Comida 3	-Pimientos rellenos de quinoa.
Comida 4	-Popurrí de semillas y nueces (ver recetario para ingredientes).
Comida 5	-Sopa de lentejas y espinacas.

Nota importante

En el transcurso del día tomar té de manzanilla con el zumo de ½ limón, agua tibia con jengibre rallado y/o infusión de menta/yerbabuena.

DÍA 8

Nota

Empezar la mañana con 1 taza de agua tibia con 1 cucharadita de vinagre de manzana crudo y sin filtrar.

Comida 1	-Jugo verde del recetario.
Comida 2	-10 almendras crudas sin sal con palitos de zanahoria y apio.
Comida 3	-Ensalada de lentejas.
Comida 4	-Popurrí de semillas y nueces (ver recetario para ingredientes).
Comida 5	-Sopa de vegetales.

Nota importante

En el transcurso del día tomar té de manzanilla con el zumo de ½ limón, agua tibia con jengibre rallado y/o infusión de menta/yerbabuena.

DÍA 9

Nota
Empezar la mañana con 1 taza de agua tibia con 1 cucharadita de vinagre de manzana crudo y sin filtrar.

Comida 1	-Jugo verde del recetario.
Comida 2	-10 almendras crudas sin sal con palitos de zanahoria y apio.
Comida 3	-Ensalada de espárragos.
Comida 4	-Popurrí de semillas y nueces (ver recetario para ingredientes).
Comida 5	-Sopa de jengibre y zanahorias.

Nota Importante
En el transcurso del día tomar té de manzanilla con el zumo de ½ limón, agua tibia con jengibre rallado y/o infusión de menta/yerbabuena.

DÍA 10

Nota
Empezar la mañana con 1 taza de agua tibia con 1 cucharadita de vinagre de manzana crudo y sin filtrar.

Comida 1	-Jugo verde del recetario.
Comida 2	-10 almendras crudas sin sal con palitos de zanahoria y apio.
Comida 3	-Ensalada de hongos y lentejas.
Comida 4	-Popurrí de semillas y nueces (ver recetario para ingredientes).
Comida 5	-Sopa minestrone.

Nota Importante
En el transcurso del día tomar té de manzanilla con el zumo de ½ limón, agua tibia con jengibre rallado y/o infusión de menta/yerbabuena.

Recetas de almuerzos

1. Ensalada de quinoa y kale

Ingredientes:

-¼ de taza de nueces

-1 diente de ajo molido

-3 tazas de kale (o cualquier lechuga
 de temporada)

-½ cebolla roja

-1 taza de quinoa tricolor cocida

Para el aderezo:

-¼ de taza de cilantro fresco

-Jugo de 1 limón

-Sal y pimienta al gusto

-½ cucharadita de comino

Preparación:

En una ensaladera grande, agrega el kale y la cebolla.

En un bol aparte agrega la quinoa y las nueces. Mezcla. Una vez que estén bien integrados los ingredientes, puedes agregar estos sobre el kale y la cebolla.

Finalmente, agrega el ajo molido, el jugo de limón, el comino, el cilantro fresco, sal y pimienta al gusto. ¡Listo para disfrutar!

Cómo preparar la quinoa:

Vas a necesitar una olla con tapa y un escurridor fino.

Primero lava ½ taza de quinoa. Revuelve con tu mano y drena toda el agua utilizando el escurridor. Repite este procedimiento tres veces. Drena la quinoa y cocínala en una olla. Simplemente agrega una taza de agua y ¼ de cucharada de sal. Deja que hierva con la olla tapada. Cocínala por 15 minutos a fuego lento. Antes de retirar del fuego, agrégale el jugo de un limón. Retírala del fuego y déjala reposando por cinco minutos con la tapa. Destapa la olla y remueve con un tenedor.

2. Ensalada de garbanzos

Ingredientes:

-1 taza de garbanzos cocidos

-¾ taza de cebolla roja picada en
 cuadritos

Para el aderezo:

-¼ taza de aceite de oliva

-2 cucharadas de vinagre de vino
 blanco

⇨

-1 taza de tomates cherry picados en 4 partes

-1 jalapeño cortado en cubos

-⅓ taza de cilantro picado

-1 aguacate pequeño picado en cuadritos

-3 tazas de rúcula (o lechugas de temporada)

-Jugo de 2 limones medianos

-1 cucharadita de ajo picado

 (alrededor de 2 dientes)

-1 pizca de sal

-1 pizca de pimienta negra

Preparación:

En un tazón grande agrega los garbanzos, las cebollas rojas, los tomates cherry, los jalapeños, el cilantro, la rúcula y el aguacate. Revuelve y reserva.

Para el aderezo: en un tazón pequeño, agrega el aceite de oliva, el vinagre de vino blanco, el jugo de limón, el ajo picado, la sal y la pimienta. Bate hasta que esté combinado.

Vierte el aderezo sobre la ensalada mixta de garbanzo y revuelve para combinar. Cubre y refrigera por 15 minutos hasta que se enfríe, o disfruta de inmediato.

3. Ensalada de batata

Ingredientes:

-3 tazas de rúcula (o cualquier otra lechuga de temporada)

-1 cebolla roja finamente cortada

-1 batata o camote grande

-¼ de cucharada de pimienta negra

-½ cucharadita de sal

-1 cucharadita de aceite de oliva

-¼ taza de semillas de girasol o semillas de calabaza

Para el aderezo:

-1 cucharada de vinagre balsámico

-1 cucharada de aceite de oliva

-Sal marina y pimienta al gusto

-1 cucharadita de aceite de oliva

-¼ taza de semillas de girasol o semillas de calabaza

Preparación:

Precalienta el horno a 400 grados. Mezcla la batata picada en cubitos en una cucharada de aceite de oliva, sal y pimienta. Extiéndelo en una bandeja para hornear en una capa uniforme. Asa durante aproximadamente una hora, o hasta que la batata esté suave y comenzando a dorarse.

En un recipiente pequeño mezcla los ingredientes del aderezo.

⇨

Retira del horno y deja enfriar por completo. Mientras la batata se enfría, mezcla la rúcula, la cebolla y semillas de girasol. Cubre con el camote ya frio. Rocía con el aderezo y listo.

4. Ensalada cremosa de garbanzos y aguacate

Ingredientes:

-1 taza de garbanzos cocidos

-3 tazas de espinacas (o cualquier lechuga de temporada)

-1 taza de cebolla roja picada

-1 taza de apio picado

-1 taza de tomates picados

-3 cucharadas de semillas de girasol

-1 cucharada de perejil fresco

Para el aderezo:

-1 aguacate

-Jugo de ½ limón

-½ cucharada de vinagre de manzana

-¼ de taza de albahaca picada

-1 diente de ajo

-2 cucharadas semillas de girasol

-½ taza de agua

-¼ cucharadita de sal marina

-¼ de cucharadita de orégano

-Pimienta negra al gusto

Preparación:

Mezcla todos los ingredientes de la ensalada en un tazón grande.

Haz el aderezo de aguacate cremoso. Mezcla todos los ingredientes hasta que estén perfectamente cremosos. Utiliza una licuadora. Agrega 1 o 2 cucharadas de agua hasta que se alcance la consistencia deseada.

Mezcla el aderezo con los garbanzos y las verduras. Adorna con semillas de girasol, perejil fresco y más jugo de limón si lo deseas. ¡Disfrútalo!

5. Ensalada asiática

Ingredientes:

-3 tazas de espinacas crudas o cualquier otra lechuga de temporada

-15 almendras crudas sin sal

-½ taza de tofu a la plancha

-1 aguacate pequeño en cuadros

-1 taza de brócoli crudo

Para el aderezo:

-1 diente de ajo triturado

-½ limón (zumo)

-1 cucharadita de aceite de oliva

⇨

Preparación:

En una sartén caliente poner aceite en spray. Saltear el tofu y reservar. Aparte, coloca todos los ingredientes de la ensalada y sirve con el aderezo.

6. Ensalada de quinoa y pepino

Ingredientes:

-½ pepino cortado en cubitos

-1 taza de quinoa blanca cocida

-¼ de taza de cebolla roja cortada en cubitos

-⅓ taza de hojas de albahaca fresca cortadas en juliana o picadas

Para la vinagreta:

-¼ de taza de aceite de oliva

-2 cucharadas de vinagre de sidra de manzana

-1 cucharada de jugo de limón

-Sal y pimienta negra al gusto

Preparación:

En un tazón pequeño, bate todos los ingredientes de la vinagreta hasta que se combinen.

Por otra parte, mezcla todos los ingredientes de la ensalada, vierte la vinagreta y sirve inmediatamente.

Cómo preparar la quinoa:

Vas a necesitar una olla con tapa y un escurridor fino.

Primero lava ½ taza de quinoa. Revuelve con tu mano y drena toda el agua utilizando el escurridor. Repite este procedimiento tres veces. Drena la quinoa y cocínala en una olla. Simplemente agrega una taza de agua y ¼ de cucharada de sal. Deja que hierva con la olla tapada. Cocínala por 15 minutos a fuego lento. Antes de retirar del fuego, agrégale el jugo de un limón. Retírala del fuego y déjala reposando por cinco minutos con la tapa. Destapa la olla y remueve con un tenedor.

7. Pimientos rellenos de quinoa

Ingredientes:

-3 pimientos (uno rojo, uno verde y uno amarillo)

-½ taza de frijoles negros

Preparación:

Precalienta el horno a 350 grados F. Cubre un plato para hornear de 9 x 13 con papel pergamino.

⇨

-3 cucharadas de cilantro

-1 cucharadita de ajo molido

-½ cucharadita de cebolla picada en cuadritos

-½ taza de tomates picados en cuadritos

-3 tazas de quinoa roja cocida

-½ cucharadita de pimienta Cayena

-1 cucharadita de sal

-1 cucharadita de pimienta negra recién molida

-1 cucharadita de comino

En un tazón grande, combina la quinoa, los frijoles, los tomates, el cilantro, el comino, el ajo, la cebolla y la pimienta Cayena, sal y pimienta, al gusto.

Coloca el relleno en cada pimiento.

Coloca sobre una fuente para hornear preparada, con el lado de la cavidad hacia arriba, y hornea hasta que los pimientos estén tiernos y el relleno se caliente, aproximadamente de 25 a 30 minutos.

Sirve inmediatamente.

Cómo preparar la quinoa:

Vas a necesitar una olla con tapa y un escurridor fino.

Primero lava ½ taza de quinoa. Revuelve con tu mano y drena toda el agua utilizando el escurridor. Repite este procedimiento tres veces. Drena la quinoa y cocínala en una olla. Simplemente agrega una taza de agua y ¼ de cucharada de sal. Deja que hierva con la olla tapada. Cocínala por 15 minutos a fuego lento. Antes de retirar del fuego, agrégale el jugo de un limón. Retírala del fuego y déjala reposando por cinco minutos con la tapa. Destapa la olla y remueve con un tenedor.

8. Ensalada de lentejas

Ingredientes:

-2 tazas de espinacas crudas o cualquier lechuga de temporada

-½ taza de lentejas crudas

-Zumo de 1 limón

-½ cebolla blanca

-1 vara de apio en tiras o cuadros pequeños

-½ zanahoria pequeña rallada

-½ ramillete de perejil picado

-2 cucharadas de aceite de oliva

-Sal y pimienta al gusto

⇨

Preparación:

Hervir las lentejas hasta que queden *al dente.* Escurrir y dejar enfriar.

Aparte, pica los demás vegetales.

En un bol agrega todos los ingredientes, finalmente coloca el limón, aceite de oliva, sal y pimienta.

9. Ensalada de hongos y lentejas

Ingredientes:

-1 taza de lentejas cocidas

-3 tazas de hongos cortados en rebanadas

-3 tazas de lechugas mixtas (o cualquier lechuga de temporada)

-3 cucharaditas de aceite de oliva

-2 dientes de ajo finamente picado

-½ taza de cebolla morada picada en cuadritos

-1 ½ cucharadas de jugo de limón

-Sal y pimienta al gusto

-2 cucharadas de perejil finamente picado

Preparación:

Coloca una sartén grande a fuego alto. Cuando la sartén esté caliente (no agregues aceite) agrega ⅓ de los hongos. Déjalo por dos minutos y voltéalos. Los champiñones deben estar ligeramente dorados. Cocina por un minuto más antes de sacar de la sartén y repite con los champiñones restantes.

Reduce el fuego a medio bajo y agrega dos cucharaditas de aceite de oliva y agrega la cebolla. Cocina hasta que esté ligeramente dorada en los bordes, devuelve los champiñones a la sartén y agrega los ajos, cocínalos durante dos minutos. Deja de lado para enfriar.

Mezcla las lechugas con las lentejas, el champiñón y el ajo junto con el jugo de limón y el aceite de oliva. Sazona al gusto, agrega el perejil y listo para disfrutar.

10. Ensalada de espárragos

Ingredientes:

-5 onzas de espárragos, lavados y cortados en trozos

-2 cucharadas de aceite de oliva

-2 dientes de ajo

-1 taza de quinoa cocida

-50 g de brotes de alfalfa

⇨

-2 tazas de espinacas baby

-1 aguacate

-10 almendras crudas sin sal

-1 cucharada de jugo de limón

-Sal y pimienta al gusto

Preparación:

En una sartén a fuego alto, coloca los espárragos con una cucharada de aceite de oliva durante tres o cuatro minutos, agrega el ajo triturado y cocina hasta que los espárragos estén verde brillante y cocidos. Agrega un poco de sal al gusto. En un tazón grande, agrega los espárragos y el resto de los ingredientes, mezcla bien junto al limón, la sal y la pimienta al gusto.

Aderezos adicionales

1. Vinagreta de vino blanco

Ingredientes:

-3 cucharadas de aceite de oliva

-1 cucharada de vino blanco

-½ cucharadita de mostaza Dijon

-2 cucharadas de cebolla finamente picada

-Sal y pimienta al gusto

Preparación:

Bate todos los ingredientes en un bol o recipiente pequeño. Puede conservarse bien tapada en el refrigerador de tres a cinco días. Si se separan los ingredientes, se deben batir bien hasta volver a emulsionar.

2. Vinagreta asiática

Ingredientes:

-1 cucharada de salsa de soya baja en sodio o aminos

-1 cucharada de vinagre de arroz

-3 cucharadas de aceite de ajonjolí

-Sal y pimienta negra

Preparación:

En un bol pequeño mezclar todos los ingredientes y listo para acompañar tu ensalada.

3. Vinagreta de mostaza Dijon y ajo

Ingredientes:

-3 cucharadas de aceite de oliva

-1 cucharada de vinagre de vino rojo

-½ cucharadita de mostaza Dijon

-1 diente de ajo

-Sal y pimienta, al gusto

Preparación:

En un mortero de madera o en la tabla picar bien el ajo, en un bol pequeño mezclar todos los ingredientes y listo para acompañar tu ensalada.

4. Vinagreta de limón y cilantro

Ingredientes:

-Zumo de ½ limón

-¼ taza de cilantro

-2 cucharadas de aceite de oliva

-1 cucharada de vinagre de vino tinto

-1 diente de ajo

-Sal y pimienta al gusto

Preparación:

Mezcla todos los ingredientes y sirve en la ensalada de tu preferencia

Merienda de la tarde

Popurrí de semillas

Ingredientes:

-¼ de taza de almendras crudas sin sal

-¼ de taza de semillas de calabaza

-¼ de taza de semillas de girasol

-¼ de taza de nueces de Brasil

Preparación:

Mezcla en un envase todas las semillas y listo.

Cenas

1. Crema de calabaza

Ingredientes:

-½ cebolla blanca picada

-1 vara de apio

-1 taza de calabaza sin cáscara

-1 diente de ajo

-4 tazas de agua

-Sal y pimienta

-1 puñado de semillas de calabaza para
  decorar

Preparación:

En una olla mediana poner todos los ingredientes (menos las semillas de calabaza) por aproximadamente 40 minutos o hasta que los vegetales se ablanden. Deja enfriar y licúa. Sirve y decora con las semillas de calabaza.

2. Crema de champiñones

Ingredientes:

-½ cebolla blanca picada

-1 vara de apio

-2 tazas de champiñones (hongos)

-4 tazas de agua

-Sal y pimienta

Preparación:

En una olla mediana pon todos los ingredientes a hervir por aproximadamente 40 minutos o hasta que los vegetales se ablanden. Deja enfriar y licúa. Listo para disfrutar.

3. Crema de espinacas

Ingredientes:

-3 tazas de espinaca

-½ cebolla

-2 varas de apio

-1 manojo de perejil

-1 trozo de jengibre rallado

-Sal y pimienta

Preparación:

En una olla mediana poner todos los ingredientes a hervir por 40 minutos o hasta que los vegetales se ablanden. Deja enfriar y licúa. Sazona con un poco de sal y pimienta al gusto.

4. Sopa de alcachofas

Ingredientes:

- -3 tazas de agua
- -½ de taza de zanahorias
- -½ cebolla picada
- -2 tallos de apio
- -1 taza de alcachofas

Preparación:

En una olla agrega las zanahorias, los tallos de apio y la cebolla, cocina por 20 minutos. Agrega las alcachofas, cocina por 10 minutos más, aproximadamente. Deja enfriar un poco, licúa y listo.

5. Sopa de espárragos

Ingredientes:

- -3 tazas de agua
- -10 espárragos verdes
- -½ cebolla picada
- -½ zanahoria picada en dados
- -1 tallo de apio
- -Sal y pimienta al gusto

Preparación:

Agrega todos los ingredientes en una olla y cocínalos a fuego medio por 25 minutos. Deja enfriar un poco, licúalos y disfruta.

6. Sopa de espinacas

Ingredientes:

- -2 tazas de espinacas
- -1 cucharadita de ajo
- -1 cucharadita de jengibre
- -Zumo de 1 limón
- -½ cebolla pequeña
- -Sal y pimienta al gusto
- -½ cucharadita de cúrcuma
- -1 cucharadita de comino en polvo
- -14 oz de agua

⇨

Preparación:

En una olla de tamaño mediano a fuego medio alto, agrega la cebolla. Saltea durante dos o tres minutos, hasta que quede transparente.

Agrega el ajo, el jengibre, la cúrcuma y el comino y revuelve. Saltea por tres minutos. Apaga el fuego.

Agrega agua y las espinacas a la olla y con una batidora manual mezcla hasta que quede suave. Alternativamente, puedes transferir todos los ingredientes a un procesador de alimentos o licuadora y licuar hasta que quede suave.

Divide la sopa entre dos tazones. Sazona con sal y pimienta y sirve con rodajas de limón.

7. Sopa de lentejas y espinacas

Ingredientes:

-1 cebolla cortada en cuadros

-3 zanahorias cortadas en cubos

-4-5 dientes de ajo

-2 tazas de lentejas

-15 oz de tomates en cubitos

-4 tazas de caldo de verduras

-3 tazas de agua

-4-5 oz de espinacas

-1 ½ cucharaditas de comino

-1 cucharadita pimentón paprika

-Sal al gusto

Preparación:

En una olla grande a fuego medio, saltea la cebolla y la zanahoria durante aproximadamente siete minutos. Mientras tanto, pica el ajo y enjuaga las lentejas. Agrega ajo, comino, pimentón y sal a la olla. Saltea por un minuto. Agrega caldo, agua, tomates y lentejas. Aumenta el calor y lleva a ebullición.

Reduce el fuego, cubre y cocina a fuego lento durante aproximadamente 30 minutos o hasta que las lentejas estén blandas. Mientras tanto, corta las espinacas y agrégalas durante los últimos minutos de cocción. Finalmente, agrega sal al gusto.

8. Sopa de vegetales

Ingredientes:

-½ taza de cebolla roja picada en cubitos

-2 dientes de ajo picados

-3 tallos de apio, cortados en cubitos

-3 zanahorias medianas, cortadas en cubitos

-1 cabeza pequeña de brócoli

-1 taza de tomates picados

-1 cucharada de jengibre fresco, pelado y picado

-1 cucharadita de cúrcuma

-¼ de cucharadita de canela

-⅛ de cucharadita de pimienta de Cayena, o al gusto (opcional)

-Sal marina de grano fino y pimienta negra, al gusto

-6 ¼ de tazas de agua

-2 tazas de kale (col rizada) en pedazos

-1 taza de repollo morado picado

-Jugo de ½ limón pequeño

Preparación:

En una olla grande, agrega el agua y enciende el fuego medio-alto. Después de que esté caliente, agrega la cebolla y el ajo. Saltea durante dos minutos, revolviendo ocasionalmente. Agrega el apio, las zanahorias, el brócoli, los tomates y el jengibre fresco. Revuelve y cocina por tres minutos, agregando agua extra según sea necesario (otro ¼ de taza). Agrega la cúrcuma, la canela y la pimienta de Cayena, más sal y pimienta al gusto. Agrega el agua y deja hervir. Reduce el fuego y cocina a fuego lento de 10 a 15 minutos o hasta que los vegetales estén suaves. Agrega la col, el repollo y el jugo de limón cerca de los últimos dos o tres minutos de cocer a fuego lento y listo

9. Sopa de jengibre y zanahorias

Ingredientes:

-3 zanahorias picadas en cuadros

-1 cucharada de jengibre rallado

-2 tazas de agua

-1 cebolla picada

-Sal y pimienta al gusto

⇨

Preparación:

Agrega todos los ingredientes en una olla y cocina a fuego medio por aproximadamente 25 minutos. Deja enfriar un poco, licúa todos los ingredientes y disfruta.

10. Sopa minestrone

Ingredientes:

- -½ zanahoria picada en cuadritos
- -½ cebolla picada
- -2 varas de apio
- -½ taza de frijoles negros cocidos

- -1 cucharada de pasta de tomate
- -2 cucharadas de cilantro
- -2-3 tazas de agua
- -Sal y pimienta

Preparación:

Pica todos los ingredientes (menos el cilantro y los frijoles negros) y ponlos a hervir en una olla con el agua. Cocina por 20 minutos junto con la pasta de tomate. Agrega el cilantro y los frijoles y listo para servir.

Infusiones

1. Té de manzanilla con limón

Ingredientes:

- -1 cucharada de flores de
  manzanilla secas

- -½ limón (zumo)
- -1 taza de agua caliente

Preparación:

Pon el agua a hervir. Agrega las flores de manzanilla y deja reposar por dos minutos. Luego retira la mezcla del calor. Cuela y ponlo en un vaso resistente al calor. Agrega el zumo de limón.

2. Infusión de yerbabuena/menta

Ingredientes:

-1 puñadito de yerbabuena   -1 taza de agua

Preparación:

Calienta la taza de agua en una olla y añade las hojas de yerbabuena. Dejar infusionar por un par de minutos. Listo para disfrutar.

3. Agua tibia con jengibre rallado

Ingredientes:

-1 pedazo de jengibre de   -1 vaso de agua.

 aproximadamente 2 centímetros

Preparación:

Lavar y pelar un pedazo de jengibre de aproximadamente dos centímetros. Calienta aproximadamente ocho onzas de agua en una olla. Sirve el agua en una taza o un vaso resistente al calor. Añade el pedazo de jengibre pelado. Deja infusionar y enfriar un poco. Listo para disfrutar.

26

Plan de limpieza hepática y de vesícula, el arma secreta para mejorar tu salud

Como ya te he comentado a lo largo de todo este libro, uno de los secretos fundamentales para mejorar tu salud y lucir mejor es mantener el organismo limpio, libre de toxinas y de desechos. Y para lograrlo no basta con preocuparte solo de que los alimentos que te llevas a la boca sean orgánicos, libres de pesticidas, colorantes, etc. También debes eliminar la basura que entra por distintas vías y que no permite que tus órganos funcionen como deberían, en especial aquellos que son esenciales para procesar y filtrar todo lo que entra.

El hígado, por ejemplo, tiene más de 500 funciones, como digerir las grasas y acelerar el metabolismo. Cuando se llena de toxinas, sufre una sobrecarga que no lo deja trabajar adecuadamente. En otras palabras, recibe más tóxicos de los que puede eliminar. Es así como toda la grasa que debería filtrar se queda en tu organismo haciéndote imposible adelgazar.

La vesícula, por su parte, es una bolsita con forma de pera ubicada debajo del hígado que trabaja junto con este órgano. Su papel es guardar la bilis que produce el hígado y sacarla cada vez que comes para digerir las grasas. Pero cuando te alimentas mal, usas ciertos medicamentos, tienes cambios hormonales, etc., tu vesícula se va dañando, inflamando y no logra expulsar toda la bilis después de cada comida. Con el tiempo, esos restos de bilis se pueden endurecer, formando piedrecillas o cálculos biliares, y convertirse en un gran y doloroso problema.

Cómo saber si estás en riesgo de crear y acumular cálculos biliares

Tienes sobrepeso. Este es el mayor factor de riesgo. Las personas que tienen sobrepeso o sufren de obesidad, generalmente tienen mayores niveles de colesterol y más dificultad para vaciar la vesícula por completo.

Estás embarazada, tomas pastillas anticonceptivas o estás experimentando síntomas de menopausia. Producir más estrógeno de lo necesario puede aumentar el colesterol y hacer más difícil que la vesícula biliar se vacíe.

Sufres de diabetes. Generalmente quienes tienen esta enfermedad suelen tener niveles más altos de triglicéridos (un tipo de grasa en la sangre), aumentando el factor de riesgo para los cálculos biliares.

Perdiste mucho peso repentinamente. Cuando bajas mucho de peso en poco tiempo, tu hígado produce más colesterol de lo que necesita el cuerpo y esto puede conducir a la formación de cálculos biliares.

Tomas medicamentos para bajar el colesterol. Lamentablemente, algunos de esos medicamentos aumentan la cantidad de colesterol en la bilis, lo que podría aumentar las probabilidades de que se formen cálculos biliares con el colesterol que sobra.

Estás ayunando. Cuando estás ayudando, la vesícula biliar no puede apretar tanto y vaciar su contenido por completo.

Aquí te voy a enseñar cómo limpiar tu hígado y tu vesícula.

La limpieza hepática es una alternativa natural y rápida para eliminar las piedras y toxinas. Aunque no existe mucha evidencia médica que respalde su efectividad, te puedo asegurar que quedarás impresionada cuando veas todos los desechos que salen de tu cuerpo.

Si sigues el plan, créeme que le harás un gran favor a tu cuerpo y al ver sus beneficios no olvidarás realizarlo dos veces al año como recomienda el doctor Andreas Moritz, autor del libro *La sorprendente limpieza hepática y de la vesícula*.

Importante: Este plan requiere seis días de preparación antes de realizar la limpieza hepática. Los resultados varían según la persona.

Instrucciones para el período de preparación

Días 1 al 5
Toma 1 litro de jugo de manzana, de preferencia, orgánico. Toma el jugo en el transcurso del día, además de tu consumo regular de agua. El jugo de manzana puede tener un efecto suavizante sobre las piedras en el hígado y la vesícula, facilitando su expulsión.

Evita consumir medicamentos que no sean totalmente necesarios. Esto ayudará a darle un descanso al hígado.

DATO EXTRA...

Para mantener el hígado y la vesícula limpios entre las limpiezas anuales, toma una cucharada de aceite de oliva extra virgen en ayunas mezclada con una cucharadita de zumo de limón.

Realiza una limpieza de colon antes y después de la limpieza hepática. Ayudará a minimizar las incomodidades que pueden surgir en este proceso. Puedes también realizar una irrigación de colon.

Evita las comidas de origen animal, lácteos, comidas procesadas y fritas. Estas sobrecargan de grasa al hígado.

Ingiere tus comidas calientes. Esto ayuda a la efectividad de la limpieza.

Lista para el supermercado

- Apio
- Arroz blanco
- Avena
- Canela
- Cebolla
- Espárragos
- Hongos
- Jugo de manzana
- Lechugas
- Manzanas verdes
- Miel de abeja
- Nueces
- Quinoa
- Sal marina refinada
- Zanahorias

Menú

Menú del día 1 al día 5 de preparación				
Desayuno	Merienda	Almuerzo	Merienda	Cena
-½ taza de avena hecha con agua y canela y endulzada con miel de abeja. Toma 1 vaso de jugo de manzana.	-¼ de taza de nueces.	-Ensalada de quinoa sobre una cama de espinacas. Toma un vaso de jugo de manzana.	-1 manzana verde.	-Sopa de espárragos. Toma 1 vaso de jugo de manzana.

Menú del día 6 de preparación		
Desayuno	Almuerzo	Después de las 2 p.m.
-Avena hecha en agua.	-Arroz blanco con vegetales al vapor con una pizca de sal marina refinada.	-Solo consume agua.

Nota

No consumas nada de origen animal: aceites, mantequilla, leche, queso o huevo. Tampoco aceites, nueces, azúcar, edulcorantes, especias, pasteles o cereales.

Indicaciones para la limpieza hepática

Lista de productos para comprar en el supermercado:

- 6 botellas de un litro de jugo de manzana, de preferencia orgánico.
- 2 frascos de cristal con tapa con capacidad para, aproximadamente, ½ litro.
- 4 onzas de aceite de oliva virgen (aproximadamente 8 cucharadas o ½ taza).
- 4 cucharadas soperas de sales de Epson o sulfato de magnesio en polvo.
- ⅔ de jugo de toronja rosada fresca.

Posibles remplazos de productos

En caso de que tengas intolerancia al jugo de manzana, hinchazón o diarrea, puedes reemplazarlo por una infusión de la hierba *Asteriscus maritimus* o hierba de monedas de oro.

Si sufres de intolerancia al aceite de oliva, puedes usar aceite de girasol extraído en frío. Si padeces de intolerancia a las sales de Epson o sulfato de magnesio, puedes usar citrato de magnesio. Puedes reemplazar la toronja rosada por una combinación de limón y naranja.

Indicaciones para el día de la limpieza hepática

- **6:00 p.m.** Mezcla cuatro cucharadas soperas de sales de Epson con tres vasos de ocho onzas (total 24 onzas o unas tres tazas) de agua filtrada en una jarra de vidrio. Divide esta mezcla en cuatro raciones y sírvelas en cuatro vasos. Bebe la primera porción inmediatamente. Esto te ayudará a dilatar los conductos biliares y facilitar la expulsión de las piedras.
- **8:00 p.m.** Toma la segunda porción de la mezcla con sales de Epson.
- **9:30 p.m.** Si aún no has ido al baño a evacuar, ni realizado una limpieza de colon en las últimas 24 horas, aplícate un enema.
- **9:45 p.m.** Exprime la toronja hasta obtener ¾ de vaso de zumo, ponlo en un vaso con tapa y añádele ½ vaso de aceite de oliva. Agita el vaso vigorosamente hasta que esté bien mezclado. El aceite de oliva se usa por su efecto laxante.
- **10:00 p.m.** Tómate toda la mezcla que acabas de preparar en menos de cinco minutos y permanece de pie al lado de la cama. No te sientes.

    Pasados los cinco minutos, acuéstate de inmediato boca arriba, con la cabeza un poco más elevada que el abdomen, o bien sobre el lado derecho, con las rodillas dobladas hacia la cabeza. Debes permanecer en esta posición por lo menos 20 minutos sin moverte ni hablar. Si puedes, toma una siesta. Es posible que sientas las piedras moviéndose dentro del cuerpo, no sentirás dolor gracias al efecto de las sales de Epson. Si necesitas ir al baño durante la noche, hazlo. Puede ser que empieces a ver algunas piedras verdosas en el inodoro. También es posible que sientas náuseas, pero todo eso es normal.

Indicaciones para el día siguiente

- **6:00-6:30 a.m.** Toma el tercer vaso de la mezcla con sales de Epson. Puedes beber un poco de agua tibia antes si sientes sed. Y si tienes sueño, vuelve a acostarte. Puedes también realizar ejercicios suaves, descansar o leer.
- **8:00-8:30 a.m.** Bebe el último vaso de sales de Epson.
- **10:00-10:30 a.m.** Puedes beber un jugo fresco. Media hora después de esto puedes empezar a consumir fruta fresca. Y una hora después, puedes comenzar a comer con moderación, reincorporando progresivamente los alimentos.

Qué resultados esperar

Evacuaciones aguadas con piedras verdosas que flotarán en el inodoro. Tranquila, es normal. Pueden variar en tamaño y estarán mezcladas con las heces y residuos de comida.

También encontrarás una capa como de espuma. Esa espuma son millones de diminutos cristales puntiagudos de colesterol, los cuales pueden fácilmente rasgar los pequeños conductos biliares si no se expulsan.

Tu hígado volverá a funcionar y posiblemente notarás mejoras en varias funciones normales del cuerpo.

27

#IMRetoVerde:
21 días de fórmulas mágicas

¿Qué te parece si durante los siguientes 30 días me acompañas en un **reto verde**? Si te sumas a mi desafío podrás disfrutar de 30 de mis mejores recetas de jugos verdes, uno para cada día. De esta manera, no solo te nutres con vitaminas y minerales, sino que también desarrollas el buen hábito de incluir una fórmula verde a tu alimentación diaria. Igualmente, te ayudará a acercarte a esa meta de ser más saludable, incrementar tu energía y dejar de una vez por todas las bebidas azucaradas y llenas de calorías que no te aportan ningún valor nutricional y te engordan.

¿Qué dices? ¿Te atreves?

Aquí están las reglas

- **Toma los jugos verdes en ayunas** o por lo menos cuando lleves dos horas con el estómago vacío, y espera al menos una media hora antes de comer.
- **Los jugos verdes no remplazan las comidas;** son un complemento para una buena alimentación.

- **Bébelo apenas lo prepares.** Una vez que el jugo está listo debe ser consumido de inmediato, ya que al exponerse al aire, las enzimas comienzan a degradarse y oxidarse. No dejes pasar más de 15 minutos antes de tomarlo. Un jugo que se bebe recién hecho aporta energía instantáneamente, algo que no ocurre con uno que lleva más tiempo.
- **No licues los jugos por más de 60 segundos.** Está comprobado que al licuarlos mucho pueden dejar toda la fibra y nutrientes en la licuadora.
- **Bebe todo el jugo de una vez.** No guardes un poco para tomarlo más tarde, ya que ese resto no tendrá el mismo valor nutricional.
- **No alteres las recetas.** Prepara los jugos según las indicaciones e ingredientes. Recuerda que cada ingrediente cumple un propósito específico.
- **No agregues azúcar** o cualquier tipo de edulcorante artificial.
- **No mezcles más de dos frutas en un jugo.** Combinar muchas frutas solo hará que tu "bebida saludable" se convierta, en cambio, en una bomba calórica.
- **Antes de ir al supermercado prepara la lista de productos que necesitas.** Esto te ayudará a ahorrar tiempo y dinero.
- **Siempre selecciona frutas y vegetales naturales,** orgánicos y frescos.
- **Lava siempre las frutas y vegetales** antes de mezclarlos en la licuadora.
- **Corta los ingredientes la noche anterior** para agilizar el proceso al día siguiente. ¡Mujer preparada vale por dos!
- **Si eres alérgica a alguno de los ingredientes o no lo encuentras,** simplemente quítalo o remplázalo por otra alternativa similar. Por ejemplo, si no consigues perejil, puedes poner cilantro.

- **Te recomiendo que acudas a Google si no reconoces el nombre** de alguno de los ingredientes.
- **Consulta a tu médico antes de tomar cualquier jugo,** especialmente si tienes alguna condición médica.
- **¡Comparte tus logros y únete al movimiento!** No olvides unirte al grupo privado de Facebook **"Irresistible y sana"** y compartirnos tus fotos utilizando el *hashtag* #IMRetoVerde. ¡Podrías ser seleccionada al azar y participar para ganar regalos todos los meses!

1. Bebida antioxidante metabólica

Ingredientes:

-2 centímetros de jengibre

-1 zanahoria

-2 manzanas

-1 limón (verde o amarillo)

-1 pepino

-2 ramas de apio

-2 ramitas de perejil

-1 manojo de cilantro picado

-1 taza de agua

Preparación:

Solo tienes que batir todos los ingredientes en una licuadora. Toma este jugo una vez al día, en ayunas o en cualquier momento del día antes de las 4:00 p.m. Tómalo durante tres semanas y luego descansa.

2. Bebida para desinflamar el abdomen

Ingredientes:

-⅓ taza de papaya pelada y cortada

-1 cucharada de linaza

-½ cucharada de cúrcuma

-1 pizca de canela

-1 taza de leche de coco

Preparación:

Quita la cáscara de la cúrcuma y ralla dos centímetros. Pon la papaya, la cúrcuma, las semillas de linaza, la canela y la leche de coco en la licuadora durante 60 segundos.

⇨

Sirve en un vaso y disfrútalo. Toma este jugo una vez al día, en ayunas o en cualquier momento, pero antes de las 4:00 p.m. Úsalo durante tres semanas y luego descansa 15 días.

3. Bebida reductora de grasa

Ingredientes:

- 1 pepino
- 1 rama de apio
- 1 aguacate maduro

- 1 manojo de hojas de albahaca
- 1 taza de espinacas
- 1 taza de agua de coco

Preparación:

Mezcla todos los ingredientes en la licuadora y ¡listo para disfrutar! Puedes usarlo durante dos o tres semanas. Se puede tomar con el estómago vacío o en cualquier momento del día, de preferencia antes de las 4:00 p.m.

4. Jugo detox adelgazante

Ingredientes:

- 1 puñado de col rizada
- 2 ramas de apio
- 2 peras pequeñas

- 2 pepinos
- 1 taza de agua

Preparación:

Lava y corta la col rizada y el apio. Pela las peras y córtalas en trozos. Quita la piel de los pepinos y córtalos en cuatro trozos. Agrega todos los ingredientes, incluyendo el agua, a una licuadora. Licúalos durante 60 segundos. Bebe este jugo una vez al día, en ayunas o en cualquier momento, pero antes de las 4:00 p.m. Úsalo tres semanas y luego descansa.

5. Fórmula secreta para desintoxicar el cuerpo

Ingredientes:

- 1 manojo de perejil
- 1 manojo de cilantro
- 1 manojo de menta

- 1 manzana verde
- ½ limón
- ½ taza de agua

Preparación:

Lava bien el perejil, el cilantro y la menta. Asegúrate de que la manzana también esté bien lavada, córtala en trozos y sácale las semillas. Exprime el limón. Pon todos los ingredientes en una licuadora y licúa durante 60 segundos. Puedes tomarlo con el estómago vacío o a cualquier hora del día, preferiblemente antes de las 4:00 p.m. Úsalo durante dos o tres semanas y luego descansa 15 días. Al terminar el tiempo de descanso vuelve a empezar.

6. Potente jugo diurético

Ingredientes:

- 1 rebanada de piña
- 1 trozo de jengibre
- 1 limón (zumo)
- ⅓ de pepino
- 2 ramas de apio
- ½ aguacate
- 1 taza de agua

Preparación:

Ralla el jengibre. Pela el trozo de pepino. Quita la semilla del aguacate. En una licuadora agrega todos los ingredientes y exprime el zumo de limón. Licúa durante 60 segundos y listo. Toma este jugo una vez al día, en ayunas o en cualquier momento, pero antes de las 4:00 p.m. Úsalo durante tres semanas y luego descansa 15 días.

7. Jugo para controlar las hormonas

Ingredientes:

- 1 manzana verde picada
- 2 ramas de apio
- 1 puñado de perejil
- Zumo de un limón
- 1 vaso de agua

Preparación:

Lava la manzana, el apio y el perejil. Corta las manzanas y el apio en trozos. Pon estos ingredientes en una licuadora y agrega el agua, más el zumo de un limón, y licúa durante 60 segundos. Toma este jugo una vez al día, en ayunas o en cualquier momento, pero antes de las 4:00 p.m. Úsalo tres semanas y dale un descanso a tu cuerpo 15 días antes de volver a comenzar.

8. Jugo purificador de la sangre

Ingredientes:

-Zumo de ½ limón

-1 trocito de jengibre

-1 rama de apio

-1 pepino

-¼ de remolacha

-½ manzana

-1 taza de agua

Preparación:

Lava y pela la remolacha. Limpia cuidadosamente el apio y el pepino. Lava la manzana y quítale la piel. Pela el jengibre y saca dos centímetros con un rallador. Agrega todos los ingredientes a la licuadora, más el agua. Déjalo licuar por 60 segundos. Toma este jugo una vez al día, en ayunas. Úsalo por tres semanas y luego descansa.

9. Jugo saciante y adelgazante

Ingredientes:

-2 manzanas verdes

-1 pepino

-2 tallos de apio

-1 trocito de jengibre fresco

-1 manojo de perejil

-2 hojas de acelga

-1 limón

-1 taza de agua

Preparación:

Lava y corta las manzanas verdes a la mitad. Pela el pepino y córtalo. Quita la cáscara al jengibre y saca dos centímetros con un rallador. Agrega estos ingredientes a la licuadora con las hojas de acelga, el perejil y el apio. Pela el limón, ponlo en la licuadora y agrega agua. Licúa durante 60 segundos. Puedes consumir este jugo en ayunas durante dos o tres semanas y luego descansa 15 días.

10. Jugo verde depurativo

Ingredientes:

-¼ de pepino

-2 rodajas de piña

-2 hojas de col rizada

-1 rama de apio

-1 cucharadita de zumo de limón

-1 trocito de jengibre

-1 taza de agua

⇨

Preparación:

Pela y corta el pepino y la manzana y quítale las semillas a esta última. Lava el apio y la col. Usa un rallador para sacar dos centímetros de jengibre. Mezcla todos los ingredientes en la licuadora y añade el limón. Toma este jugo una vez al día, en ayunas o en cualquier momento, pero antes de las 4:00 p.m. Úsalo tres semanas y luego descansa.

11. Laxante natural para regular la digestión

Ingredientes:

-1 taza de espinacas

-1 taza de perejil

-1 taza de gel de sábila

-1 trozo de piña

-Zumo de un limón

-1 cucharada de semillas de chía

-1 vaso de agua

Preparación:

Pon a remojar al menos por 30 minutos las semillas de chía antes de la preparación. Revuélvelas constantemente con una cuchara. Lava el perejil y la espinaca. Pon la sábila, el perejil, la espinaca y la piña en una licuadora. Añade también las semillas de chía y el agua. Licúa durante 60 segundos. Toma este jugo una vez al día, en ayunas o en cualquier momento, pero siempre antes de las 4:00 p.m. Úsalo por tres semanas y luego descansa 15 días.

12. Jugo para eliminar toxinas e hidratarte

Ingredientes:

-1 zanahoria rallada

-1 manzana verde

-2 ramas de apio

-½ pepino

-Zumo de 1 limón

-1 trozo de jengibre

Preparación:

Lava y ralla la zanahoria y el jengibre. Limpia la manzana y córtala en trozos. Quita la cáscara del pepino y corta la mitad. Pon el apio y los ingredientes anteriores en la licuadora. Exprime el limón y licúa todo durante 60 segundos. Toma este jugo una vez al día, en ayunas o en cualquier momento pero siempre antes de las 4:00 p.m. Úsalo tres semanas y luego descansa 15 días.

13. Jugo antirretención de líquido

Ingredientes:

-1 taza de piña picada   -1 trozo de jengibre

-1 limón (verde o amarillo)   -1 trozo de raíz de cúrcuma

-1 rama de apio   -1 taza de agua

Preparación:

Lava el apio y córtalo en trocitos. Pela el jengibre y la cúrcuma, saca dos centímetros de cada uno con un rallador. Agrega todos los ingredientes a la licuadora, junto con la piña, el agua y el limón. Licúa durante 60 segundos. Toma este jugo una vez al día, en ayunas o en cualquier momento, pero antes de las 4:00 p.m. Úsalo tres semanas y luego descansa 15 días.

14. Jugo diurético con acelgas

Ingredientes:

-Zumo de 1 limón   -1 taza de agua

-1 taza de piña cortada   -1 taza de acelgas

Preparación:

Pon todos los ingredientes en la licuadora. Añade luego el agua. Licúa por 60 segundos y sírvelo. Tómalo en ayunas tres semanas y luego descansa.

15. Batido desintoxicante y depurativo

Ingredientes:

-Un trozo de gel de sábila (5 cm)   -½ taza de piña

-½ limón con cáscara y sin semillas   -1 taza de agua

Preparación:

Pon estos ingredientes y el agua en la licuadora y procésalos hasta que quede diluida la mezcla. Bébelo en la mañana en ayunas durante una semana y espera al menos una hora para desayunar.

16. Jugo para depurar el organismo

Ingredientes:

-1 taza de piña

-2 pepinos

-1 trozo de cristal de sábila (*aloe vera*)

-2 vasos de agua

Preparación:

Lava los pepinos, quítales la cáscara y córtalos en rodajas. Pon los ingredientes en la licuadora, agrega el agua y licúa por 60 segundos. Toma un vaso en ayunas y (mantenlo refrigerado) otro vaso antes de la cena durante tres semanas y luego descansa 15 días.

17. Fórmula aplanadora de abdomen

Ingredientes:

-1 manzana verde

-1 pepino

-1 taza de apio cortado

-1 cucharada de semillas de chía

-1 cucharada de maca en polvo

-1 taza de agua

Preparación:

Lava la manzana y el pepino. Córtalos en rodajas. Lava bien el apio y agrégalo a la licuadora junto con los otros ingredientes. Agrega las semillas, la maca y el agua. Licúa durante 60 segundos. Tómalo tres semanas y al finalizar descansa 15 días.

18. Jugo para desintoxicar el hígado

Ingredientes:

-1 taza de remolacha (betarraga, betabel) cruda

-Zumo de 1 limón

-2 centímetros de jengibre rallado

-1 taza de agua

Preparación:

Pela la remolacha y córtala en trozos hasta llenar una taza. Pela el jengibre y ralla dos centímetros. Pon la remolacha y el jengibre en la licuadora. Añade el zumo de limón y el agua. Licúa durante 60 segundos. Tómalo en ayunas durante tres semanas y luego descansa 15 días.

19. Jugo para purgar el colon

Ingredientes:

-1 manzana verde cortada en rodajas

-1 cucharada de semillas de linaza

-½ cucharada de aceite de oliva

-1 puñado de espinacas

-1 taza de agua

Preparación:

Pon a remojar las semillas de linaza en una taza de agua durante media hora. Licúa todos los ingredientes durante 60 segundos. Tómalo en ayunas durante tres semanas y descansa 15 días.

20. Jugo quemagrasa

Ingredientes:

-1 taza de piña

-1 pepino cortado en rodajas

-4 hojas de hierbabuena o menta

-Zumo de 1 limón

-1 pulgada (2 cm) de jengibre

-Trozo de sábila (aloe vera)

-1 taza de agua

Preparación:

Ralla el jenjibre. Licúa todos los ingredientes durante 60 segundos. Tómalo en ayunas por tres semanas y luego descansa.

21. Jugo verde "supremo"

Ingredientes:

-½ aguacate

-1 cucharada de moringa en polvo

-1 cucharada de semillas de chía

-1 manzana verde en rodajas

-1 puñado de perejil

-Zumo de 1 limón

Preparación:

Pon a remojar las semillas de chía media hora, revolviendo constantemente. Saca el contenido del aguacate y ponlo en la licuadora. Agrega las semillas y el resto de los ingredientes. Licúa 60 segundos. Toma una vez al día, en ayunas, durante tres semanas y luego descansa 15 días.

Agradecimientos

Quiero agradecer especialmente a todas las personas que durante estos años han confiado en mí y me han dado la oportunidad de compartir mis conocimientos y experiencias de vida.

Gracias a mi equipo de trabajo, especialmente a Stephanie Fuenmayor y Laura Pereira, por estar conmigo en este proyecto y hacerlo realidad.

A mi amiga incondicional Dániza Tobar, por su experiencia como editora, escritora y por acompañarme por tercera vez en la aventura de un libro.

Quiero también dar las gracias a todo el equipo de Penguin Random House Grupo Editorial, en especial a mi adorada Rita Jaramillo por su confianza, por creer siempre en mí.

Finalmente, a Dios, a mi familia, a mis amigos y a ti, mi bella seguidora, por inyectarme todos los días fuerza y positivismo para lograr acercarnos a través de mis libros y ser parte de tu transformación. Se te quiere de corazón.

Un abrazo fuerte y que Dios te bendiga,

INGRID

Sobre la autora

Ingrid Macher es comunicadora social, experta en nutrición holística, entrenadora personal certificada, *Master Coach* en programación neurolingüística (NPL), conferencista internacional, personalidad de radio y televisión, empresaria y autora de *Al rescate del nuevo yo* y del *bestseller De gordita a mamacita* (Grijalbo, 2017).

Tres veces campeona de *bikini fitness*, a la par de ser madre, esposa y una profesional destacada en su campo, Macher es un fenómeno en las redes sociales, con millones de seguidores que la han convertido en una de las hispanas más influyentes en materia de nutrición y vida saludable en Estados Unidos.

Ha sido reconocida con el premio a la excelencia por su canal *Quemando y gozando* otorgado por YouTube. Casi 80 millones de personas ven sus publicaciones cada semana y más de 12 millones interactúan a través de ellas.

Su misión es transmitir mensajes con fabulosos consejos para encontrar la inspiración y dar los pasos necesarios hacia un cambio de vida saludable con resultados que perduren.

f **◎** **🐦** @adelgaza20
▶ Quemando y gozando
www.adelgaza20.com
Línea de productos IM: www.imfitgirl.com

Bibliografía

He consultado numerosas fuentes que respaldan científicamente el contentido de este libro. Invito a los lectores interesados en revisarlas a descargar la bibliografía completa en el siguiente enlace:

www.irresistibleysanabibliografia.com